SEXUALIDADES BRASILEIRAS:

Práticas e Imaginários

CIP – Brasil. Catalogação na Publicação.
Sindicato Nacional dos Editores de Livros, RJ.

S713s

    Souza, Ricardo Luiz de
       Sexualidades brasileiras: práticas e imaginários / Ricardo
Luiz de Souza; coordenação: Diamantino Fernandes Trindade). – 1ª ed. – São Paulo: Ícone, 2015.

       304 p.; 17 cm. (Coleção Conhecimento e Vida).

       Inclui bibliografia e índice.
       ISBN 978-85-274-1251-3

    1. Ciências Sociais. 2. Sexualidade. 3. Papel sexual na lite-
ratura. I. Trindade, Diamantino Fernandes. II. Título. III. Série.

13-07693
                             CDD–306
                             CDU: 316.7

Ricardo Luiz de Souza

SEXUALIDADES BRASILEIRAS:
Práticas e Imaginários

COLEÇÃO CONHECIMENTO E VIDA

Coordenação
Diamantino Fernandes Trindade

1ª EDIÇÃO
SÃO PAULO – 2015

© Copyright 2015
Ricardo Luiz de Souza
Direitos cedidos à Ícone Editora Ltda.
Coleção Conhecimento e Vida
Coordenação editorial
Diamantino Fernandes Trindade

Diagramação
Richard Veiga
Suely Danelon

Revisão
Juliana Biggi

Proibida a reprodução total ou parcial desta obra, de qualquer forma ou meio eletrônico, mecânico, inclusive por meio de processos xerográficos, sem permissão expressa do editor (Lei nº 9.610/98).
Todos os direitos reservados à:
ÍCONE EDITORA LTDA.
Rua Javaés, 589 – Bom Retiro
CEP 01130-010 – São Paulo – SP
Tel./Fax.: (11) 3392-7771
www.iconeeditora.com.br
iconevendas@iconeeditora.com.br

SOBRE O AUTOR

RICARDO LUIZ DE SOUZA

Pós-Doutor em História pela UNESP

Doutor em História pela UFMG

Mestre em sociologia pela UFMG

Professor do UNIFEMM – Centro Universitário de Sete Lagoas

Professor da FAMINAS – Faculdades de Minas

Autor das obras: *Identidade nacional e modernidade brasileira*: o diálogo entre Silvio Romero, Euclides da Cunha, Câmara Cascudo e Gilberto Freyre; *Identidade nacional, raça e autoritarismo*: a Revolução de 1930 e a interpretação do Brasil; *Nativismos*: conflitos e pactos na América Portuguesa;

Positivismo, monarquismo, autoritarismo, coronelismo, populismo: reflexões sobre política e história; *Pensamento social brasileiro*: de Raul Pompeia a Caio Prado Jr.; *Ciência e otimismo: Comte, Benthan, Stuart Mill; Durkheim*: direito, moral, conhecimento, religião.

Autor de mais de cinquenta artigos publicados em revistas acadêmicas.

SUMÁRIO

INTRODUÇÃO, 9

PARTE I
PRÁTICAS, 15

CAPÍTULO 1
GILBERTO FREYRE E A "DEVASSIDÃO"
COLONIAL, 17
    Religião, sexo e festa, 42
    A mulher e o amor, 57
    A família: esposas e amasiadas, 76
    O corpo e o ato sexual, 88

CAPÍTULO 2
HOMOSSEXUALISMO E PROSTITUIÇÃO:
COMPORTAMENTOS DESVIANTES, 111
    Gays e lésbicas: punições e transações, 111
    A prostituição sob o signo da mulata, 121
    A prostituição sob o signo da europeia, 140
    A prostituição entre o médico e o policial, 151

PARTE II
IMAGINÁRIOS, 167

CAPÍTULO 1
GREGÓRIO DE MATOS E BOCAGE, 169
    O sofrimento e a fé, **169**
    O prazer e a felicidade, **184**

CAPÍTULO 2
ALUÍSIO AZEVEDO, JÚLIO RIBEIRO, ADOLFO CAMINHA, DOMINGOS OLÍMPIO, 201
    Entre a anomalia e o amor conjugal, **201**
    A mulher submissa e a mulher sem controle, **221**

CAPÍTULO 3
NELSON RODRIGUES, 247
    A pureza e a castidade, **247**
    O sexo e o nojo, **260**
    A culpa e a salvação, **275**

REFERÊNCIAS, 289

Introdução

Os estudos sobre a sexualidade na historiografia brasileira tiveram um desenvolvimento relativamente tardio, podendo ser tomada como divisor de águas e como uma espécie de retomada desses estudos a coletânea intitulada *História e sexualidade no Brasil*, organizada por Ronaldo Vainfas em 1986. A partir daí foi efetuada uma série de estudos por historiadores como Margareth Rago, Mary Del Priore, Luciano Figueiredo, Luis Mott e o próprio Vainfas, entre outros, que abarcaram e esmiuçaram o campo temático da sexualidade brasileira.

Temas como o homossexualismo, a prostituição, as relações conjugais, o concubinato e diversos outros foram estudados a partir de então, havendo, contudo, um certo desequilíbrio temático que Rago (1995, p. 71) assinala:

> *Tudo indica que o homossexualismo, a prostituição, os prazeres solitários acabaram recebendo uma atenção maior por parte dos historiadores do que o amor heterossexual*

e o casamento. Deste modo, ainda pouco sabemos sobre a maneira pela qual o prazer sexual nas relações conjugais heterossexuais foi problematizado.

De qualquer forma, estes temas foram reintroduzidos na historiografia brasileira, e mesmo estudos mais recentes de Mary Del Priore, por exemplo, lançaram uma nova luz sobre as relações conjugais. E se é utilizado o termo retomada é porque coube a Gilberto Freyre, com *Casa-grande & senzala*, a tentativa pioneira, na década de 1930, de compreender a sexualidade brasileira. Trata-se de livro, afinal, no qual esta sexualidade, embora estudada principalmente a partir da perspectiva do engenho, foi analisada de forma ampla, a partir das relações sexuais entre os senhores, entre senhores e escravas, sob a perspectiva da miscigenação e em suas dimensões homosse-xuais e heterossexuais. E embora tenham sido amplamente contestados a partir de então, os estudos freyreanos ainda são referência obrigatória em estudos sobre o tema.

A iniciativa pioneira de Gilberto Freyre gerou polê-mica, mas, contudo, não ganhou continuidade, uma vez que, nas décadas seguintes, o tema sofreu um longo eclipse na historiografia brasileira, que preferiu dedicar-se ao estudo de temas políticos e socioeconômicos, pesquisando o desenvolvimento de estruturas da sociedade brasileira, mas deixando o cotidiano histórico da população relativa-mente à margem. Foi a partir da influência e do impacto gerados pela história das mentalidades e, mais tarde, pela micro-história, por um lado, e pela obra de Foucault, por outro, que a sexualidade, depois de um longo hiato, pas-sou a fazer parte do horizonte temático dos historiadores brasileiros, ao que tudo indica de forma definitiva, uma vez que ainda resta muito a ser conhecido a respeito.

Na presente obra, articulo os estudos sobre a sexualidade brasileira em duas partes. Na primeira parte, intitulada *Práticas*, estudo o tema a partir de suas práticas históricas, abrangendo um período que vai do Descobrimento às primeiras décadas do século XX. Tomando como ponto de partida a obra de Gilberto Freyre – que foi o ponto de partida dos estudos brasileiros sobre o tema – analiso o mito da "devassidão colonial", buscando compreender como a vida sexual foi estruturada na América Portuguesa, tanto a partir da família e do concubinato quanto a partir da relação entre brancos, escravos e índios, ou seja, da relação sexual entre dominantes e dominados. Estudo ainda as transformações sexuais sofridas pela sexualidade brasileira no século XIX – período de valorização discursiva da relação conjugal, romântica e monogâmica – e, no século XX, período no qual tal relação sofreu o impacto da crescente urbanização e modernização da sociedade brasileira.

Estudo, igualmente, os "comportamentos desviantes" em relação à família conjugal – prostituição e homossexualismo, embora o conceito de desvio sexual seja bastante problemático, por pressupor uma normalidade e uma linha reta que simplesmente inexistem no terreno da sexualidade. Utilizo o termo, contudo, não por considerar tais comportamentos desviantes, mas para compreender como a sociedade brasileira os definiu e os situou como tais.

Na segunda parte, intitulada *Imaginários*, estudo o imaginário da sexualidade brasileira a partir de sua expressão literária, enfocando-a em três momentos distintos, concernentes, respectivamente, ao período colonial, ao final do século XIX e à segunda metade do século XX. Trabalho, então, autores que refletiram em suas obras as mentalidades e ideias referentes à vida sexual tal como pensada e praticada no período histórico em que viveram.

Em relação ao período colonial, estudo as obras de Bocage e Gregório de Matos. Bocage, é bom lembrar, foi um autor português que passou pelo Rio de Janeiro, mas sequer chegou a viver na América Portuguesa. Sua obra, contudo, reflete o imaginário de sua época, que foi, também, o imaginário da sexualidade brasileira no período, e efetuar um estudo comparativo entre sua obra e a obra de Gregório de Matos é interessante por dois motivos:

1. Ambos foram, cada um a seu tempo, vistos como autores libertinos e como homens devassos, e compreender a "devassidão" de cada um ajuda a compreender determinados aspectos do imaginário sexual dos períodos no qual viveram.

2. Ambos escreveram longamente sobre suas vidas amorosas e sexuais e, fazendo isso, deixaram testemunhos valiosos a respeito da sexualidade de seu tempo de forma mais ampla. E Gregório de Matos, mais especificamente, refletiu, em seus poemas, as contradições, preconceitos e práticas sexuais vigentes no período colonial, pensando, por exemplo, a miscigenação, a relação entre dominantes e dominados e a atuação da Igreja e do clero no âmbito da sexualidade.

Já ao abordar as obras de Aluísio Azevedo, Júlio Ribeiro, Adolfo Caminha e Domingos Olímpio, estudo o chamado naturalismo e o olhar naturalista sobre a sexualidade brasileira do fim do século XIX. Trata-se de um olhar literário que também pretende ser científico, dentro dos cânones doutrinários da escola. E os autores naturalistas, ao pretenderem conhecer cientificamente a sexualidade brasileira, usando, para tal, um jargão cientificista que abunda, por exemplo, na obra de Júlio Ribeiro, terminaram por refletir o imaginário da sexualidade de seu tempo, criando uma obra ao mesmo tempo inovadora e conservadora.

Já Nelson Rodrigues, a par do valor literário superlativo de sua obra, soube refletir as ideias, comportamentos e obsessões sexuais do brasileiro de seu tempo, vinculados a temas como virgindade, adultério e ciúme. Sua obra reflete estes temas de forma obsessiva e nos ajuda a compreender como o imaginário da sexualidade foi articulado a partir destes temas de forma igualmente obsessiva.

Articulando práticas e imaginários no estudo da sexualidade brasileira, pretendo, em síntese, demonstrar como, na realidade, o imaginário reflete a prática e ao mesmo tempo a determina, bem como, no final das contas, ambos se iluminam mutuamente.

PARTE I

PRÁTICAS

CAPÍTULO 1

GILBERTO FREYRE E A "DEVASSIDÃO" COLONIAL

Publicada em 1964, *Dona Sinhá e o filho padre* é definida pelo autor como uma seminovela, ficando como sua única incursão no terreno da ficção. Nela é narrada a história de José Maria, seminarista que sua mãe, Dona Sinhá, encaminhara para a vida sacerdotal com o objetivo de pagar uma promessa e que morre antes de se formar sacerdote. E, nesta obra, são delineadas algumas das perspectivas fundamentais a partir das quais Gilberto Freyre analisa a sexualidade brasileira.

Freyre (1971, p. 34) descreve seu tema:

> É a história de um menino que se não existiu fora de nós existiu dentro dos antepassados de alguns de nós e até ainda existe dentro de nós próprios: suas relações com a Mãe, com o tio, com a mãe preta que o criou

nos últimos tempos da escravidão, com a Mãe-d'água que lhe seduziu a imaginação de criança brasileira; a história da sua criação para padre, mesmo que lhe faltasse completa vocação para o sacerdócio. Por motivo de promessa religiosa.

A trajetória de José Maria simboliza, então, a trajetória do menino brasileiro em seu caminho para a vida adulta, mas o diferencia, por outro lado, da relação homossexual platônica, que jamais foi além de um beijo, desenvolvida entre ele e Paulo, seu amigo de infância. E José Maria é, também, uma espécie de antítese do autor, que sempre fez questão de proclamar sua brasilidade e seu vínculo com os cenários de sua infância, ao passo que é salientada a ausência de raízes que caracteriza o personagem, com Freyre (1971, p. 86) acentuando em relação a ele:

A verdade é que o massapé de Olindeta nunca prendera amorosamente a si os pés de menino tão esquivo. A areia das praias tampouco. Nem a lama da beira dos rios em que outros Josés, mais da terra do que ele, apanhavam guaiamuns, cantando e conversando safadeza uns com os outros. Nunca se sentira de terra alguma.

Freyre (1971, p. 39) acentua a relação

entre um José Maria inerme e um Paulo que de protetor apenas físico de um menino um tanto moça parece ter-se tornado um protetor também sentimental desse menino um tanto moça, acrescentando à amizade um prazer um tanto proibido.

Mas o autor se preocupa, por outro lado, em "purificar" o vínculo homossexual existente entre os personagens, bem como em justificar a escolha do tema. Freyre (1971, p. 146), então, assinala:

> *Talvez seja o momento de, na arte como na convivência, tratar-se o indivíduo de meio-sexo como já se vem tratando, quase sempre, o indivíduo de meia-raça: como merecedor do respeito dos demais e como moralmente igual, em sua capacidade de ser isto ou aquilo, aos de sexo puro.*

E acentua em relação a José Maria: "De modo algum era um lúbrico acanalhado em pederasta passivo que servisse de mulher aos ativos" (1971, p. 85). Da mesma forma, ele acentua em relação a Paulo:

> *E na Oxford de Newman lembrou-se muito de José Maria, ao ver dois inglesinhos de beca em plena efusão de amizade amorosa que lhe pareceu, no melhor sentido da palavra, platônica. Platônica porém amorosa. Amizade amorosa pura: sem nenhuma canalhice.* (1971, p. 117)

Mas, na vida sexual do personagem, esta foi a recordação mais marcante, o que Freyre (1971, p. 133) acentua em relação a Paulo:

*Muitas francesas Paulo beijara nos seus vários
anos de Europa. Francesas, belgas, italianas, espanholas. Até uma inglesa. Mas de nenhuma lhe ficaria na
memória uma sensação de beijo igual à que recolhera,
um dia, no colégio, dos lábios de José Maria.*

É tematizada na obra a questão da repressão
sexual, que tão grande espaço já havia ocupado em
Casa-grande & senzala. Se em seu primeiro livro as
sinhás do engenho são descritas como sexualmente
reprimidas, em sua *seminovela* a repressão se abate
sobre o homossexualismo latente de José Maria, e
Freyre (1971, p. 85) salienta em relação ao cheiro que
ele percebia no seminário:

*Um cheiro que talvez fosse o de sexo abafado como
o de José Maria, em virgindade, por amor de Jesus e da
Santa Madre Igreja; mas que José Maria era incapaz de
definir. Apenas sentia vir de dentro do escuro e pene-
trá-lo como se fosse um cheiro vivo, grosso e pegajento.
Um cheiro de sexo reprimido, mas não vencido.*

Há uma inversão, ainda, no que diz respeito à presença paterna. Se na família patriarcal o pai é o fulcro
das relações familiares, na obra tal figura se encontra
ausente, e Freyre (1971, p. 101) acentua em relação ao
pai de José Maria:

*Homem ou sombra de homem numa casa da qual
quando a morte o levou foi quase sem o morto deixar*

qualquer vazio. Quase sem ter sido marido de Sinhá; nem pai que José Maria tivesse sentido.

Ao mesmo tempo, a mãe surge como uma figura dominadora, e Freyre (1971, p. 102) afirma em relação a José Maria: "O Seminário de Olinda era uma ponte de uma mãe para outra: ponte que ele tinha que atravessar, sofrendo e regozijando-se do seu sofrer".

É a mãe ausente, portanto, que ele sonha em reencontrar, e a mãe, para ele, surge como um símbolo de pureza. Seu culto, por outro lado, é um culto de fundo católico, em relação ao qual Freyre (1971, p. 77) acentua: "O culto da Mãe, Virgem Maria, implicou na renovação, no Brasil, desse outro culto: o da Virgindade. Um culto como que antibrasileiro". E, aqui, a ausência do pai e o homossexualismo platônico do personagem são explicados. José Maria, com o pai ausente, foi moldado à imagem e semelhança da mãe e, por isso, ele não herdou a sensualidade dos Wanderleys do qual é descendente, para desgosto, aliás, de seu tio. E por isso sua sexualidade é antibrasileira: porque, nesse sentido, como em outros, ele é a antítese do autor.

Freyre (1971, p. 19) acentua:

> *Pois os Wanderleys legítimos quase sempre foram, em Pernambuco, até o fim do século XIX, homens admiradores das mulatas e detratores de mulatos. Arianistas, por um lado, campeões da miscigenação, por outro.*

Eles são, portanto, legítimos representantes das elites coloniais tais como descritas em *Casa-grande & senzala*, ao mesmo tempo em que José Maria surge como o polo oposto em relação à família a qual pertence, assim como um filho das elites coloniais, como Joaquim Nabuco também se situa em oposição ao comportamento sexual destas elites. Assim Freyre (1971, p. 123) descreve como um Wanderley vê Nabuco:

> *Brasileiro vigoroso que, para Chico Wanderley – como insistia nisto! – devia ter sido usado para tirar raça, procriando brasileirinhos de várias cores que tivessem, todos, a marca da beleza viril do pai.*

Nabuco não exerceu, afinal, o papel miscigenador que seus antepassados cumpriram, e que permitiu o surgimento do Brasil mestiço do qual o autor sempre fez a apologia. E a mestiçagem a qual ele se refere tem sua origem na sexualidade do brasileiro, mas vai muito além desta dimensão, o que Freyre (1971, p. 36) salienta:

> *Várias espécies de amor a se misturarem a várias espécies de amizade, umas alterando as outras, sem nenhuma se apresentar pura ou incondicionalmente isto ou aquilo. São os homens, muitos deles, uns mestiços não só na raça como no sexo, não só nas ideias como nos sentimentos.*

Não pode haver, afinal, uma única explicação para as origens deste processo, o que ele salienta ao afirmar:

Não me parece certo o ditado segundo o qual quem é bom já nasce feito; ou o outro que diz de quem nasce torto, não endireita nunca; mas tampouco me parecem certos aqueles ambientalistas para quem o ambiente determina sozinho o caráter, o futuro, as virtudes um indivíduo. (1971, p. 60)

E são as origens múltiplas deste processo que ele busca compreender em *Casa-grande & senzala*.

A interpretação clássica da sexualidade na América Portuguesa – pioneira em diversos aspectos e contestada em diversos outros – foi feita por Gilberto Freyre em *Casa-grande & senzala*, podendo, portanto, ser tomada como ponto de partida para o estudo das sexualidades coloniais. E a questão sexual tem importância fundamental na estratégia a partir da qual o autor explica a formação colonial do Brasil, uma vez que as relações sexuais existentes no período colonial, na perspectiva freyreana, se dão tanto a partir da confraternização quanto da violência, espelhando, com isto, a formação histórica brasileira em seu sentido mais amplo.

Freyre (1984, p. lx) acentua: "A escassez de mulheres brancas criou zonas de confraternização entre vencedores e vencidos, entre senhores e escravos". Tal confraternização se deu, portanto, por uma questão de necessidade, sendo vista por ele como fazendo parte de uma política de expansão populacional que permitiu, por sua vez, a ocupação do território por uma população portuguesa consideravelmente exígua, o que Freyre (1984, p. 9) assinala:

A miscibilidade, mais do que a mobilidade, foi o processo pelo qual os portugueses compensaram-se da deficiência em massa ou volume humano para a colonização em larga escala e sobre áreas extensíssimas.

A mestiçagem oriunda da confraternização sexual é vista, portanto, como uma espécie de política de Estado, embora não deliberada e, inclusive, adotada de forma largamente inconsciente. Freyre (1984, p. 93), de qualquer forma, acentua:

A luxúria dos indivíduos soltos sem família, no meio da indiada nua, vinha servir a poderosas razões de Estado no sentido de rápido povoamento mestiço da nova terra.

E a miscigenação resultou, ainda, na criação de um novo tipo humano, melhor adaptado ao trópico, o que Freyre (1984, p. 13) salienta:

Pelo intercurso com mulher índia ou negra multiplicou-se o colonizador em vigorosa e dúctil população mestiça, ainda mais adaptável do que ele puro ao clima tropical.

Mas também a violência alicerçou as relações sexuais entre dominantes e dominados – entre portugueses, índios e negros – em uma relação que, por outro lado, misturou o sadismo dos dominantes ao masoquismo dos que, portanto, na perspectiva freyreana, não deixaram de aceitar, prazerosamente mesmo, a violência que lhes foi imposta.

Freyre (1984, p. 379) acentua:

> *A verdade, porém, é que nós é que fomos os sadistas; o elemento ativo na corrupção da vida de família; e muleques e mulatas o elemento passivo.*

Tal passividade, contudo, não excluiu o prazer, uma vez que Freyre (1984, p. 50) assinala:

> *Uma espécie de sadismo do branco e de masoquismo da índia ou da negra terá predominado nas relações sexuais como nas sociais do europeu com as mulheres das raças submetidas ao seu domínio.*

E quem se submete masoquistamente à violência sexual o faz, obviamente, também por prazer.

Há, na análise do autor, uma espécie de sexualização das relações sociais que invade todo o passado colonial, fazendo com que a religião, por exemplo, perca seu ascetismo e ganhe contornos eróticos. Assim, Freyre (1984, p. 224) acentua em relação ao catolicismo colonial:

> *Cristianismo em que o Menino Deus se identificou com o próprio Cupido e a Virgem Maria e os Santos com os interesses de procriação, da geração e de amor mais do que com os de castidade e de ascetismo.*

E assinala:

Um catolicismo ascético, ortodoxo, entravando a liberdade aos sentidos e aos instintos de geração teria impedido Portugal de abarcar meio mundo com as pernas. (p. 249)

E mesmo a imagem utilizada – Portugal abraçando o mundo com as pernas – possui um sentido erótico: é como se os portugueses estivessem copulando com o mundo e, a partir daí, dominando-o.

Mas não apenas o catolicismo ganhou um sentido erótico em domínios lusitanos, uma vez que também a magia foi, segundo o autor, largamente utilizada para objetivos ligados à vida sexual. Assim, Freyre (1984, p. 324) acentua:

A bruxaria foi um dos estímulos que concorreram, a seu modo, para a superexcitação sexual de que resultou preencherem-se legítima ou ilegitimamente, na escassa população portuguesa, os claros enormes abertos pela guerra e pela peste.

E assinala:

Foi a perícia no preparo de feitiços sexuais e afrodisíacos que deu tanto prestígio a escravos macumbeiros junto a senhores brancos já velhos e gastos. (p. 325)

É todo um complexo religioso, portanto, que se vincula à sexualidade.

O português é descrito como um povo especialmente libidinoso; identitariamente libidinoso, o que fez, por exemplo, com que a sífilis grassasse nas terras por eles colonizadas. Freyre (1984, p. 47), então, afirma:

> *De todas as influências sociais talvez a sífilis tenha sido, depois da má nutrição, a mais deformadora da plástica e a mais depauperadora da energia econômica do mestiço brasileiro.*

E assinala: "A sífilis fez sempre o que quis no Brasil patriarcal. Matou, cegou, deformou à vontade. Fez abortar mulheres. Levou anjinhos para o céu" (p. 318).

Este foi, portanto, um aspecto perverso e indesejado de um processo do qual, por outro lado, o autor faz a apologia, definindo-o como o fundamento do sucesso da colonização portuguesa, o que Bocayuva (2001, p. 42) acentua:

> *Cabe reter a ideia de que a sexualidade é uma dimensão fundamental e positiva na análise freyreana da civilização e da identidade brasileiras, dimensão que se aproxima da miscigenação racial.*

O português, em síntese, triunfou por ser libidinoso, misturando-se desenfreadamente com as populações submetidas a seu jugo. E Freyre (1984, p. 250) menciona um dos aspectos a partir dos quais esta identidade sensual se expressa:

Outro aspecto da obsessão que se tornou em Portugal o problema do amor físico surpreende-se no fato de não haver, talvez, nenhum país onde a anedota fescenina ou obscena tenha maiores apreciadores. Nem em nenhuma língua os palavrões ostentam tamanha opulência.

O encontro entre o português e o indígena é, por sua vez, descrito como o encontro entre dois povos libidinosos, embora Freyre (1984, p. 101) acentue:

Era natural a europeus surpreendidos por uma moral sexual tão diversa da sua concluírem pela extrema luxúria dos indígenas; entretanto, dos dois povos, o conquistador talvez fosse o mais luxurioso.

Mas também o indígena teve suas relações sociais marcadas pela luxúria, com Freyre (1984, p. 140) salientando:

Aliás, a vida selvagem toda, através de suas diversas fases, se achava impregnada de um animismo, de um totemismo, de uma magia sexual que forçosamente se comunicariam à cultura do invasor: esta só os fez deformar. Não os destruiu.

E a pederastia, por exemplo, segundo Freyre (1984, p. 119), foi uma presença constante em sua vida sexual:

É impossível apurar até que ponto a homomixia ocorresse na América primitiva por perversão congênita; a verdade é que entre os ameríndios se praticava a pederastia sem ser por escassez ou privação de mulher. Quando muito pela influência social da segregação ou do internato dos mancebos nas casas secretas dos homens.

Já o encontro sexual entre o português e o africano colocou em confronto um povo libidinoso e um povo que se tornou luxurioso apenas a partir do momento em que foi feito escravo.

Freyre (1984, p. 316) acentua:

É absurdo responsabilizar-se o negro pelo que não foi obra sua nem do índio, mas do sistema social e econômico em que funcionaram passiva e mecanicamente. Não há escravidão sem depravação sexual. É da essência mesma do regime.

E conclui: "Não era o negro, portanto, o libertino; mas o escravo a serviço do interesse econômico e da ociosidade voluptuosa dos senhores" (1984, p. 320).

Bocayuva (2001, p. 96) acentua:

Teriam ou não os povos semicivilizados um instinto sexual poderoso e desenfreado, como grande parte dos pensadores do século XIX sustentava? – Eis a questão que Freyre debate e com a qual negaceia.

Mas, pelo menos em relação ao africano, a resposta dada pelo autor é enfaticamente negativa. O africano, afinal, para ele, precisava de danças e de outros rituais para excitar uma libido que, no caso do português, já era identitariamente desenvolvida. Assim, Freyre (1984, p. 100) diferencia:

> *Foram sexualidades exaltadas as dos dois povos que primeiro se encontraram nesta parte da América; o português e a mulher indígena. Contra a ideia geral de que a lubricidade maior comunicou-a o brasileiro ao africano, parece-nos que foi precisamente este, dos três elementos que se juntaram para formar o Brasil, o mais fracamente sexual; e o mais libidinoso, o português.*

E o contato com o africano feito escravo tornou ainda mais fremente a sensualidade lusitana, o que Freyre (1984, p. 252) acentua:

> *Nessa instituição social – a escravidão – é que encontramos na verdade o grande excitante de sensualidade entre os portugueses, como mais tarde entre os brasileiros. Talvez o maior em Portugal, abaixo da necessidade de gente para a tarefa de colonização.*

E Freyre (1984, p. 283) sublinha, ainda, um aspecto peculiar deste processo, ao salientar:

> *Já houve quem insinuasse a possibilidade de se desenvolver das relações íntimas da criança branca com a ama-de-leite negra muito do pendor sexual que*

se nota pelas mulheres de cor no filho-família dos países escravocratas.

Em um contexto como este, as relações familiares deveriam se caracterizar necessariamente pela precariedade e pela informalidade, e foi o que ocorreu. Freyre (1984, p. 17) menciona "o aproveitamento da gente nativa, principalmente da mulher, não só como instrumento de trabalho, mas como elemento de formação da família". Mas o que prevaleceu, assinala ele, foi o concubinato:

> Os homens "não gostavam de casar para toda a vida", mas de unir-se ou de amasiar-se; as leis portuguesas e brasileiras, facilitando o perfilhamento dos filhos ilegítimos, só faziam favorecer essa tendência para o concubinato e para as ligações efêmeras. (p. 307)

Ao lado, contudo, da generalização das relações informais, principalmente entre as populações mais pobres – e é um erro, portanto, afirmar ter o autor definido a família patriarcal como o modelo majoritário na sociedade colonial – tivemos o patriarca, notadamente o senhor de engenho, chefiando a sua família, na qual a esposa tinha um papel inteiramente subordinado; desvinculado de qualquer atividade produtiva e voltado apenas para o cuidado da casa e dos filhos. E com seu cotidiano largamente dominado pelo ócio.

Ela, na descrição freyreana, casava cedo, consumia-se em gravidezes sucessivas e, na falta de perspectiva, e, morria cedo, geralmente antes do marido. Freyre (1984, p. 346) acentua:

> *Foi geral, no Brasil, o costume de as mulheres casarem cedo. Aos doze, treze, quatorze anos. Com filha solteira de quinze anos dentro de casa já começavam os pais a se inquietar e a fazer promessas a Santo Antonio ou São João. Antes dos vinte anos, estava a moça solteirona.*

E descreve nestes termos as precoces esposas coloniais:

> *Não havia tempo para explodirem em tão franzinos corpos de menina grandes paixões lúbricas, cedo saciadas ou simplesmente abafadas no tálamo patriarcal. Abafadas sob as carícias de maridos dez, quinze, vinte anos mais velhos.* (p. 340)

E as consequências deste processo para a esposa precoce são descritas por Del Priore (2011a, p. 44):

> *Casos de desajustes conjugais devido à pouca idade da esposa não foram raros e revelam os riscos por que passavam as mulheres que concebiam ainda adolescentes. Há casos de meninas que, casadas aos doze anos, manifestavam repugnância em consumar o matrimônio.*

E Freyre (1984, p. 360), por sua vez, acentua a situação oposta na qual viviam os maridos:

> *Nossos avôs e bisavôs patriarcais, quase sempre grandes procriadores, às vezes terríveis sátiros de patuá de Nossa Senhora sobre o peito cabeludo, machos insaciáveis colhendo do casamento com meninas todo um estranho sabor sensual, raramente tiveram a felicidade de se fazerem acompanhar da mesma esposa até a velhice.*

Já os meninos, por fim, eram incentivados a seguir o exemplo paterno, adotando precocemente a sexualidade insaciável que se espera do macho. Freyre (1984, p. 253), então, acentua:

> *Entre nós o clima tropical terá indiretamente contribuído para a superexcitação sexual de meninos e adolescentes; para a sua antecipação tantas vezes mórbida, no exercício de funções sexuais e conjugais.*

Descreve como estes exercícios se davam:

> *Noutros vícios escorregava a meninice dos filhos do senhor-de-engenho; nos quais, um tanto por efeito do clima e muito em consequência das condições de vida criadas pelo sistema escravocrata, antecipou-se sempre a atividade sexual, através de práticas sadistas e bestiais. (p. 371)*

E assinala:

> *O que sempre se apreciou muito foi o menino que sempre estivesse metido com raparigas. Raparigueiro, como ainda hoje se diz. Femeeiro. Deflorador de mocinhas. E que não tardasse em emprenhar negras, aumentando o rebanho e o capital paternos.* (p. 372)

As relações sexuais no período colonial se davam, portanto, para o autor, a partir tanto da confraternização quanto da coerção. A confraternização descrita era, afinal, um processo que se dava entre dominantes e dominados, e o autor não deixa de lado seu sentido coercitivo. Ao mesmo tempo, o universo da sexualidade colonial é situado sob o signo de um desregramento no qual, por outro lado, a regra inabalável era a vontade do dominante: seu desejo sexual a ser satisfeito e ao qual a mulher devia se sujeitar.

A imagem da devassidão colonial não foi criada por Freyre, embora ele tenha sido o seu formulador paradigmático. Assim, Cerceau Netto (2008, p. 48) acentua:

> *No Brasil, a ideia de uma população devassa, amparada sobretudo na visão etnocêntrica de valores culturais europeus e cristãos, foi-se justificando pelo pressuposto tácito da anomia sexual e moral dos indivíduos que configuraram a sociedade da América Portuguesa.*

E, segundo Scwhartz (1985, p. 272), promiscuidade sexual e avareza tornaram-se fenômenos relacionados na mente de quem testemunhou a criação das elites coloniais. Criou-se, portanto, todo um imaginário vinculado à "devassidão" do colono, cabendo, no caso, definir a distância que comumente existe entre imaginário e realidade.

Neste contexto, afinal, os valores familiares não desapareceram, o que Vainfas (1997a, p. 65) acentua:

> *Por mais sexualmente intoxicada tenha sido a Colônia, como quer Gilberto Freyre, os valores da família, mescla da cultura popular e do discurso oficial, se fizeram presentes.*

Mas, ao mesmo tempo, Vainfas (p. 69) assinala:

> *Sequiosos de prazer sexual, convencidos de que a maioria das mulheres do trópico eram "solteiras" passíveis de fornicação, nossos colonos resistiriam ao casamento desde o século XVI.*

Tais valores, portanto, não estiveram necessariamente ausentes, mas o comportamento habitual pouco se pautou por eles, o que fez com que eles atuassem, afinal, mais ao nível do discurso do que da realidade cotidiana.

E este discurso foi ambíguo. Assim, mencionando carta que o ouvidor-geral Duarte de Lemos enviara a Lisboa em 1550, Prado (1945, v. I, p. 167) acentua:

> *Condenava a escandalosa sensualidade daqueles maus cristãos, que expunha sem rebuços à luz meridiana o nefando crime do adultério. Reconhecia,*

embora, que o supercilioso espírito católico nestes casos sexuais podia ser prejudicial aplicado à sociedade incipiente, onde o governo tinha interesse numa rápida aculturação.

A manutenção da ortodoxia católica no que dizia respeito à sexualidade era, portanto, discursivamente aceita e o comportamento licencioso dos colonos era condenado pelas autoridades metropolitanas, mas, ao mesmo tempo – como Freyre soube perceber com acuidade –, estas reconheciam a necessidade de povoar o território e de integrar os povos que nele viviam e, com isso, tal licenciosidade era alçada ao *status* de prática necessária. Assim, Dias (1984, p. 83) acentua em relação à elite intelectual portuguesa setecentista:

> *Já no século XVIII, empenhados na matéria demográfica, por se verificar a agudização do problema da escassez de mão de obra, saem à estacada algumas figuras proeminentes, curiosamente diplomatas, alertados sem dúvida pela atualidade do problema fora de nossas fronteiras.*

Mas tal prática foi, essencialmente, uma prática de dominação. Para o homem branco, manter relações com índias e negras era visto como um procedimento plenamente aceitável, que não feria as normas sociais nem o procedimento cristão. E a violência praticada contra negras e índias – a disponibilidade sexual obrigatória a que elas eram submetidas – criava, no imaginário colonial, a figura da mulher sempre disponível sexualmente e, portanto, digna de desprezo.

Neste contexto, mencionando a vantagem na escolha de suas parceiras sexuais que o papel dominante do homem branco lhe conferia, Schwartz (2003, p. 61) exemplifica:

> *No universo dos nascimentos registrados no engenho de Sergipe, os homens brancos detinham a paternidade de mais de 11% dos filhos de africanas. Se nestes números incluirmos aqueles casos em que os pais permanecem incógnitos, um sinal de ilegitimidade e de relacionamento instável ou secreto, 18,5% de todas as crianças e quase 30% dos filhos de mulheres afro-brasileiras têm a paternidade de homens brancos.*

E, por outro lado, a imagem da escrava dissoluta era utilizada para explicar a própria dissolução dos costumes, de forma que, em texto publicado em 1641 nas *Atas da Câmara de Salvador* (*apud* AZEVEDO, 1955, p. 176), lemos como a cidade estava

> *dissoluta no traje das escravas que chegavam a tanto que com as muitas galas, que lhe davam os seus amigos, chegavam a tantos extremos que por elas muitos casados deixavam suas mulheres, e a fazenda perecia... o que se podia atalhar com lhes limitar o trajo.*

O que tivemos, portanto, foi o homem dominando a mulher a partir de um discurso misógino elaborado e respaldado pela Igreja e adotado pelas elites coloniais, e foi o branco subjugando, inclusive sexualmente, a negra e a índia, com a confraternização enaltecida por Freyre sendo, antes de tudo, imposição.

E também o Brasil Holandês vivenciou a contradição reinante entre discurso e prática, com Gilberto Freyre (1977, v. I, p. 157) acentuando:

> *A Nova Holanda, primeira tentativa de colonização urbana do Brasil, em que os sobrados superavam casas térreas e palhoças, excedeu-se à Nova Lusitânia em delitos de ordem sexual, em irregularidades morais de toda espécie.*

E um contemporâneo de Nassau como Barlaeus (1980, p. 49), por sua vez, já afirmava em relação à América Holandesa:

> *Todos os flagícios eram divertimento e brinquedo, divulgando-se entre os piores o epifenomena:* "Além da linha equinocial não se peca", *como se a moralidade não pertencesse a todos os lugares e povos, mas somente aos setentrionais, e como se a linha que separasse o mundo separasse também a virtude do vício.*

O que um moralista severo como Barlaeus deplora – como os jesuítas, na América Portuguesa, igualmente o fizeram – é o comportamento oposto às normas morais que protestantes e católicos, cada um em seu território, buscaram implantar, com eficácia duvidosa, em relação a brancos, negros e índios. E tal fenômeno, em relação aos índios, foi consideravelmente agravado pelo estranhamento cultural.

A imagem que ficou do indígena – e principalmente da indígena – foi a de um ser desprovido de regras morais e voltado apenas para a obtenção do prazer sexual. Dessa forma, e fazendo um paralelo, lemos na documentação de Pedro Álvares Cabral referente à sua estadia em Calicute, em relação aos servidores do Rei:

> *Casam-se com uma mulher convidando 5 ou 6 daqueles que são mais seus amigos para dormirem com sua mulher, de modo que entre eles não há castidade nem vergonha, e as filhas, como tem 8 anos, começam a ganhar por este ofício. (apud GREEN-LEE, s.d., p. 176)*

Mas esta imagem norteou, também, o imaginário dos viajantes quinhentistas que chegaram à América, com, por exemplo, Kothe (1997, p. 229), acentuando:

> *Vespúcio admira-se de que as mulheres índias tivessem "corpos formosos e limpos apesar de serem libidinosas" ou apesar de já terem tido filhos: há o conceito de que a maternidade devia deformar o corpo e como que o preconceito de que o sexo é pernicioso.*

E esta foi a imagem que ficou: a imagem da indígena entregando-se por prazer aos conquistadores.

A indígena poderia se entregar ao homem branco. Mas poderia também ser oferecida ao dominador de forma estratégica, com Olaechea (1992, p. 53) mencionando como, na América Portuguesa, repetiu-se, em tantos lugares, por parte dos indígenas, a tática adotada na América Espanhola de oferecer donzelas aos conquistadores como meio de obter a amizade dos recém-chegados e, às vezes, de obter selar a paz depois de uma derrota. E Stearns (2010, 121) também acentua:

> Os líderes indígenas às vezes ofereciam mulheres como presentes aos conquistadores. Algumas mulheres se apegavam sinceramente a homens europeus, acabando ou não se casando. Algumas, de maneira mais calculista, se dispunham a manter relações sexuais com europeus na esperança de algum ganho adicional. Mas o estupro foi amplamente praticado, em especial nas primeiras décadas de contato.

O que fica claro, de qualquer forma, é a diversidade de situações a partir do qual se deu o relacionamento entre a indígena e o homem branco, não podendo tal relacionamento, evidentemente, ser reduzido a uma mera questão de preferência sexual, uma vez que a indígena, afinal, poderia também ser violentada pelo português, o que, aliás, ocorreu com frequência.

Lapa (1978, p. 31) acentua:

Os crimes de natureza sexual, sobretudo de bran-
cos em relação às índias, eram muito comuns. Muitos
degredados a trabalhos forçados nas obras de São José
de Macapá o foram justamente por terem sido acusados
de fornicadores de índias. Durante a Semana Santa já
era tradição esses condenados pedirem o perdão real,
que acabava sendo-lhes concedido.

Aqui, e mais uma vez, a distância entre o discurso que condena o ato e o cotidiano em que o praticante é no final das contas inocentado se faz sentir. E a imagem do indígena dissoluto esconde uma realidade pautada por regras morais consideravelmente rígidas no que diz respeito, por exemplo, ao adultério. Tratava-se, afinal, como sempre ocorre, de sociedades nas quais a sexualidade era regida por tabus e proibições. Se não havia pecado, uma vez que tal conceito era desconhecido nas sociedades indígenas, havia normas, afinal, ao sul do Equador.

Em relatório datado de 1853, Teófilo Otoni (2002, p. 67) acentua em relação aos indígenas residentes no Vale do Mucuri:

O adultério é punido pelo marido retalhando as
nádegas das mulheres, e no entanto o adúltero não
é inquietado. Há meretrizes entre as tribos, mas são
olhadas com desprezo.

Mas também os viajantes quinhentistas já registravam práticas semelhantes. Assim, D'Abbeville (1945, p. 255) salienta em relação aos tupinambás:

A mulher achada em adultério deve morrer, a menos de ser vendida como escrava; mas não praticam a justiça com formalidades e autoridade pública, porém tão somente de fato e na própria intimidade.

E Thevet (1944, p. 254) afirma:

Quando a mulher, entretanto, é casada, não deve prevaricar, pois, se se deixa surpreender em adultério, não perde vasa o marido de matá-la. É esse um dos seus pontos de honra.

Onde, portanto, Gilberto Freyre viu apenas indígenas sequiosas por se entregarem ao português, houve todo um contexto de violência de um lado e de normas morais de outro que se fez presente.

RELIGIÃO, SEXO E FESTA

Coube primordialmente à Igreja manter a sexualidade dos colonos sob controle. As normas a serem seguidas eram as suas normas, as transgressões a serem punidas diziam respeito a estas normas e era a própria Igreja, por meio do Santo Ofício, que se encarregava da punição. Mas os próprios membros do clero se ocupavam com frequência em transgredir estas normas, o que levou a distância entre discurso e prática para o interior da própria instituição.

O celibato, frequentemente desrespeitado pelo clero, era visto pela maioria da população, em seu contato com os sacerdotes, como uma norma sem maior expressão prática. Com isso – e é assim que ele aparece com frequência, por exemplo, na obra de Gregório de Matos –, o sacerdote era visto como representante de Deus, mas também como um homem como outro qualquer a competir pelas mulheres disponíveis.

Por outro lado, no seio da instituição, vozes se fizeram ouvir contra este estado das coisas e, por exemplo, Prado (1945, v. II, p. 20) acentua:

> *No dia de Todos os Santos, efeméride particularmente cara aos baianos, exprobou D. Pero Fernandes, com simulada estranheza, a depravação reinante na cidade depois da partida de Tomé de Souza.*

Mas estas vozes pouco eco tiveram, abafadas que foram não apenas pela dinâmica da sociedade colonial, como pelos exemplos contrários que brotavam no interior da própria Igreja.

O Santo Ofício foi o instrumento utilizado pela Igreja para punir os desvios sexuais, embora seja um erro pensá-lo como um mero mecanismo de repressão. Afinal, a mesma população que pouco primava pelo respeito às normas a partir das quais a Igreja buscava orientar seu comportamento sexual era católica fervorosa e praticante e outorgava à Igreja o direito de punir a transgressão que ela própria praticava, além de haver uma série de motivos práticos que levavam à proliferação dos delatores.

Lopes (1998, p. 103) acentua:

Com o direito legal de receberem o dinheiro das penas; de livrarem-se da acusação de cúmplices; de vingarem-se, por moralismo, por ciúmes, por ódio ou por medo do Santo Ofício, os indivíduos não freavam a língua, diante dos "maus procedimentos" dos outros.

E os colonos, de fato, participaram ativamente como informantes da atuação do Santo Ofício, ao mesmo tempo em que viviam sob seu jugo. E as transgressões cometidas pelos colonos – fornicação, mancebia, sodomia, entre outras – eram também as transgressões cometidas pelos sacerdotes.

Padres amancebados, vivendo com suas famílias e cuidando de seus filhos, faziam parte do universo colonial e não causavam maior estranheza, por exemplo, nas Minas setecentistas. É o que Mott (1989, p. 104) acentua:

Os numerosos Livros de Devassa conservados na Cúria de Mariana revelam grande número de padres que viviam concumbinados com mulheres de todas as cores e condições sociais, notadamente com negras e mulatas.

E Furtado (2002a, p. 43) assinala em relação a um dos mais renomados destes sacerdotes:

Rolim levava, publicamente, uma vida dissoluta para um padre: já havia constituído extensa família por ocasião do degredo e, após sua volta, apressou-se em retomar as relações anteriores.

Surgiram também casos de sacerdotes envolvidos em atos de sodomia, e, em relação a um destes casos, Valladares (1969, p. 41) acentua:

> *Nas célebres denúncias contra os jesuítas relatadas pelo padre Cepeda, dissidente da ordem, ratificadas pelo Bispo D. Antonio do Desterro, ao tempo do Marquês de Pombal, mencionam-se atos de sodomia entre padres e escravos em colégios e seminários do Rio, Espírito Santo e Brasília.*

E foram frequentes, finalmente, os casos de solicitação: situações nas quais os sacerdotes – valendo-se de sua condição e usando, por exemplo, o isolamento da confissão e a pressão psicológica dela decorrente como meio de sedução – buscavam obter favores sexuais de suas fiéis.

O crime de solicitação era punido de acordo com o *Regimento de Santo Ofício da Inquisição* (*apud* MOTT, 1994, p. 59), datado de 1774, com degredo "por oito ou até dez anos para fora do bispado e de sempre do lugar do delito, pelo escândalo que nele deu com as culpas". E tão frequente ele foi, que Lima (1986, p. 87) acentua:

> *Os bispos reunidos na Bahia, em 1707, chegam a determinar que, para obter licença de confessar mulheres, os confessores precisavam ter mais de quarenta anos de idade, recomendando ainda que,*

principalmente nas confissões de gente moça, os sacerdotes fujam das perguntas curiosas, inúteis e indiscretas, "para que com elas lhes não deem ocasião a novos pecados".

De fato, situações nas quais as solicitações ocorreram foram registradas de forma sistemática. Lemos, desta forma, nas *Confissões do Santo Ofício da Inquisição da Bahia* (VAINFAS, 1997b, p. 45), como, em 1597,

apareceu em esta mesa o padre Frutuoso Álvares, vigário de Nossa Senhora da Piedade de Matoim, dizendo que tinha ido confessar nesta mesa, sem ser chamado.

Lemos como ele "cometeu a torpeza dos tocamentos desonestos com algumas quarenta pessoas pouco mais ou menos, abraçando, beijando" (p. 46). E lemos:

E perguntado se dizia ele a estas pessoas com quem pecava que cometer aquelas torpezas não era pecado, respondeu que não, mas que alguns deles entendiam ser pecado, e alguns, por serem pequenos, o não entenderiam, mas que ele confessante sabe muito bem quão grandes pecados sejam estes que tem cometido, e deles está muito arrependido e pede perdão, e do costume disse nada. (p. 49)

Também crianças, por fim, foram vítimas do assédio dos sacerdotes, o que Silva (1992, p. 412) exemplifica:

*Um sacerdote de missa, mameluco, confessou
perante o visitador inquisitorial na cidade de Salvador,
em 1591, que uma noite levara para sua casa uma moça
mameluca, que então seria da idade de seis ou sete anos,
e "a penetrou pelo vaso traseiro".*

Assim como o clero não pautou seu comportamento
pelas normas eclesiásticas referentes à sexualidade, os colonos – sem, necessariamente, renegarem a fé católica – tampouco pautaram sua vida sexual pelas normas, restrições
e proibições impostas pela Igreja. E a própria religiosidade
colonial – como Freyre, igualmente, soube assinalar –
encharcou-se de sexualidade, com Vainfas (1997c, p. 252)
acentuando, em relação ao período colonial, "a imbricação
de sagrado com profano no uso da sexualidade, quer nos
prelúdios da conquista e sedução, quer no domínio dos
atos". E Vainfas (1997c, p. 258) ainda salienta:

*Lugares privados de prazer sexual eram poucos
na Colônia. Mas, afora a difícil privacidade, o sexo
podia ser buscado e praticado em muitíssimos lugares,
inclusive na igreja, o santuário do catolicismo, o que
mais uma vez confirma a confusão entre o sagrado e o
profano nas moralidades populares.*

Foi uma religiosidade erotizada, na qual festas
católicas transformavam-se em festas profanas ou eram
utilizadas como pretextos para encontros amorosos,
na qual crenças em santos eram canalizadas para a fei-
tura de promessas voltadas à vida sexual e na qual os

santos e a própria Virgem se humanizavam e ganhavam, eventualmente, inconfundíveis perfis eróticos, miscigenando-se, inclusive, tal como ocorre nas pinturas nas quais, nas Minas setecentistas, Ataíde retrata Nossa Senhora como uma mulata.

Criou-se, com isto, uma dualidade intransponível entre as práticas religiosas populares – sincréticas, de caráter festivo e conteúdo erótico – e a dimensão restritiva a partir da qual a Igreja construiu o seu projeto na e para a América Portuguesa. Se este projeto, afinal, separava firmemente a religião e a sexualidade, tais esferas se misturavam de forma inextrincável no cotidiano dos colonos. Estes, afinal, sem jamais deixarem de se considerar católicos e vendo com horror qualquer manifestação de irreligiosidade ou de negação do poder da Igreja – e solidarizando-se com a instituição no combate aos heréticos e aos infiéis – viveram suas sexualidades sem se importar muito com os preceitos católicos e promovendo, ainda, uma fusão sincrética de elementos católicos, indígenas e africanos; fusão esta que marcou desde a sua origem o catolicismo brasileiro.

As normas católicas ganhavam, com isso, uma leitura bastante peculiar por parte dos colonos, o que fez surgir toda uma hierarquia de pecados e transgressões a ser seguida, e hierarquia esta caracterizada pela ambiguidade em relação à hierarquia vista como válida pela Igreja. Afinal, ela se inspirava nas normas católicas, enfatizando, por exemplo, o valor da virgindade e da família. Mas, ao mesmo tempo, ela via como plenamente aceitável o relacionamento com escravas e índias, ainda que virgens, restringindo o tabu da virgindade às mulheres brancas. E via o concubinato como o que de fato ele era: como uma necessidade para as populações mais pobres.

Gilberto Freyre (1988, p. 25) menciona um dos palavrões presentes nas *Denunciações*: "Um deles – talvez de boca de judeu, envolvendo desbragadamente 'os pentelhos da Virgem'". Atitudes e palavras blasfemas como estas pontuaram o catolicismo colonial e foram proferidas mesmo por quem se considerava católico, que não julgava desmerecer sua fé ao dizê-las. E os católicos, assim como hoje ocorre, não hesitavam em recorrer a crenças e rituais condenados pela Igreja – rituais mágicos e/ou de origem africana ou indígena – quando se tratava, por exemplo, de resolver problemas vinculados à vida sexual: impotência, esterilidade, perda do ser amado e outros.

Neste contexto, a feiticeira, ou seja, a mulher que empregava rituais de magia a pedido de sua clientela – ou pelo menos que os inquisidores acreditavam que assim o fizesse – marcou presença na religiosidade colonial, com Souza (1994a, p. 338) acentuando em relação aos episódios de feitiçaria descritos nas visitações do Santo Ofício entre 1591 e 1620:

> *A feiticeira que ressalta desses episódios é a mulher pobre, às vezes bonita, quase sempre sozinha, prostituta ou semiprostituída, análoga à encontrada na feitiçaria ibérica da época.*

E se São Gonçalo do Amarante, por exemplo, era o santo incumbido de resolver problemas ligados à incapacidade de ter filhos, as mulheres que a ele recorriam o faziam a partir de procedimentos bastante distantes da ortodoxia católica, frequentemente se esfregando em sua imagem.

Estes rituais, de resto, prosperaram e se mantiveram; mantém-se até hoje, aliás, espalhando-se por todo o Brasil. Assim, Câmara Cascudo (1984, 65) acentua: "Comer coração de anum, pensando numa moça, torna-a apaixonada. Passar o bico do anum no rasto da mulher desejada dá o mesmo resultado". E escrevendo em Natal, em janeiro de 1929, Mário de Andrade (1983, p. 261) assinala: "A união sexual é naturalmente muito cuidada pelo catimbó. São numerosíssimos os mestres especialistas nela". Em ambos os casos, e de uma forma ou de outra, o vínculo entre magia e sexualidade encontra-se presente, ao mesmo tempo em que um ser mítico como o boto teve sua existência relacionada à atração sexual por ele exercida, o que Câmara Cascudo (1984, 141) salienta:

> *Pouco a pouco o mito se completa e afirma num plano único de sexualidade e fecundação. As moças seduzidas não sucumbem e o contato explica apenas a misteriosa paternidade.*

A transgressão conviveu, por outro lado, com um difuso sentimento de culpa e de medo do castigo. Por exemplo, segundo Castrillo (1992, p. 114), o imperador Maximiliano acreditou ser a sífilis um castigo divino no ano mítico de 1500. É como se os males que afligiam o ser humano no período – e, destes males, a sífilis foi uma dos mais cruéis e disseminados – tivessem relação com o pecado existente ao sul do Equador. E esta crença gerou eventuais explosões de penitência e, ao mesmo tempo, de busca milenar pela redenção.

Barcellos (2003, p. 49) menciona

> *a defesa da atração erótica heterossexual em Gil Vicente, e a contrasta com a apologia da castidade e do celibato, própria da vida monástica (ou, na terminologia da época, das pessoas de "religião").*

Há, de fato, na obra de um autor quinhentista tão ligado à cultura e à mentalidade popular como Gil Vicente a nítida expressão da sexualidade vivida pelo povo, consideravelmente distante do ascetismo monástico. Mas há também a noção do sexo como expressão do pecado original, que surge, por exemplo, quando Gil Vicente (1951, v. II, p. 177), no *Auto da História de Deus*, descreve a sorte de Adão e Eva:

> *Já são derrubados*
> *Adão e Eva os primeiros casados,*
> *voltas as vodas em pranto mui forte*
> *o gozo em lágrimas, a alegria em morte,*
> *a vida em suspiros, prazer em cuidado,*
> *ventura sem sorte.*

E esta dualidade marcou tanto a sexualidade portuguesa quinhentista quanto a sexualidade colonial que a herdou, com a Igreja dela se utilizando para combater ou pelo menos diminuir a distância entre esta sexualidade e seu projeto normativo.

O objetivo era combater o "delito da carne", assim definido por Romeiro (2004, p. 98):

> Assim era designado o pecado de natureza sexual, cometido por homem ou mulher. As Constituições Primeiras do Arcebispado da Bahia estabeleciam nove delitos da carne: concubinato, incesto, molície, lenocínio, bestialidade, sodomia, adultério, rapto e estupro.

E, neste combate, as estratégias utilizadas iam da persuasão à repressão. Um momento privilegiado de persuasão era a confissão, em relação à qual Silva (1984, p. 161) acentua:

> Os pecados contra a natureza eram cuidadosamente investigados pelos confessores quando ouviam os casais em confissão; e, nos manuais redigidos para uso dos párocos, as perguntas que sobre eles recaíam sempre aparecem em latim.

Tratava-se, no caso, de conhecer para definir o delito e, a partir daí, persuadir quem o praticou a não mais repeti-lo.

A própria Igreja se viu, contudo, envolvida em contradições doutrinárias. Afinal, o pecado fazia parte da natureza humana, que era fraca para combatê-lo e, por isto, não poderia ser condenada por ser levada a fazer algo por uma força superior à sua. Este é um princípio da doutrina criada por Miguel de Molinos, jesuíta espanhol nascido em 1535 e falecido em 1600, e que viria a ser chamada de *molinismo*; doutrina inicialmente debatida e mais tarde condenada pela Igreja.

Apesar desta proibição, o debate sobre a necessidade do pecado e de sua existência como caminho para a redenção – a santa pecadora, venerada, por exemplo, na figura tão popular no período colonial de Rosa Egipcíaca, a prostituta santa – manteve-se, contudo, e em relação a este debate, Lima (1996, p. 47) acentua, por exemplo:

> *A prescrição de remédios anti-afrodisíacos suscita preocupações morais: não iriam eles extinguir a luta da carne contra o espírito e, consequentemente, impedir que os fiéis se exercitassem no caminho da perfeição, alcançando a graça através de sua resistência à tentação?*

Mas, em que pese a permanência deste debate, a preocupação da Igreja colonial com o combate ao pecado foi obsessiva, principalmente em relação à mulher, como Del Priore (1995, 83) salienta:

> *Preocupada com a "educação dos sentidos" femininos, a Igreja tornou-se, ao longo do período colonial, uma caçadora do pecado em sua forma mais obsedante. Além de perseguir a fornicação simples, fora das regras do jogo matrimonial, ela teria como alvo a alcovitice de tais práticas, alcovitice tolerada e muitas vezes patrocinada pelas próprias mães.*

Mas tal combate apresentou, por sua vez, uma falha estrutural que Del Priore (1995, 99) igualmente assinala:

> *A Igreja conservava também a preocupação epistolar sobre a concupiscência, num discurso vago e geral que, por atacar todos os pecados da carne, esvaziava as especificidades de cada falha.*

Foi principalmente nas festas promovidas pela Igreja, ou nas festas promovidas pela população em nome da fé cristã, que a mistura entre religiosidade e sexualidade se exacerbou, o que Reis (1991, p. 60) acentua, por exemplo, em relação à festa do Senhor do Bonfim:

> *Numa tradição que já vinha da Colônia, religiosidade popular, festa e sexualidade se misturavam no imaginário coletivo da Bahia de Todos os Santos. Mesmo sob o olhar de quem veio a ser o maior de seus santos, a cidade desenharia uma fronteira altamente permeável entre salvação e perdição.*

Eram, afinal, festas lúdicas, mais que místicas. Eram festas nas quais o corpo se exercitava e exercitava seus prazeres. Mesmo a Semana Santa não era marcada pelo sofrimento, e as festas juninas, bem como o Natal, eram caracterizadas pelo sincretismo e por uma alegria eminentemente pagã. Nelas, como ocorreria no Carnaval e antes dele no Entrudo, surgia a oportunidade, especialmente por parte das mulheres, de se situar além das restrições que cotidianamente toldavam seu comportamento e bloqueavam sua sexualidade.

Prado (1942, v. III, p. 204) acentua em relação às festas religiosas do período colonial: "Era das raras ocasiões em que a mulher branca, geralmente reclusa e estreitamente vigiada, aparecia em público sem ser em cadeirinhas de cortina". E esta visibilidade, devidamente articulada, poderia dar ensejo a encontros clandestinos que, em outras ocasiões, eram praticamente impossíveis.

Ao mesmo tempo, porém, a liberação do corpo permitida pelas festas religiosas representava – como igualmente ocorreria no Carnaval – também a liberação da violência, que se fazia presente durante as procissões e mesmo no interior dos templos; era a outra face do processo de liberação, a partir da qual contas eram ajustadas e desvios eram punidos. Tais festas, em síntese, estiveram longe de ser pacíficas.

Além das festas religiosas, por fim, manifestações populares como o batuque representaram uma outra possibilidade de expansão da sexualidade colonial, vista com desconfiança tanto pela Igreja quanto pelas autoridades. Nele, a dança e a música eram vistas como lúbricas pelas elites coloniais, e foram, de fato, instrumentos de sedução utilizados por quem delas participava. Mas, nesse sentido, contudo, danças como o batuque foram apenas o outro lado – popular e, portanto, de "mau gosto" e "indecente" – de um conjunto de expressões religiosas e profanas no qual as procissões das quais as elites coloniais participavam eram o lado aceitável, e no qual instrumentos de sedução, ainda que disfarçados, também estiveram presentes.

Afinal, já no Império, escrevendo em 1846, Ida Pfeiffer (*apud* TAUNAY, 1942, p. 343) acentua:

> *Quase diariamente ocorrem procissões, novenas, festas religiosas. Mas tudo isto não passa de pretexto para divertimentos a que se acham inteiramente alheios os princípios religiosos.*

A mesma dinâmica, portanto, permanece quando o período colonial já era passado, e o Entrudo, primeiro, e o Carnaval, depois, a herdariam de forma, agora sim, estritamente profana.

O Entrudo, segundo Araújo (2008, p. 51),

> *possibilitava um maior contato entre homens e mulheres, permitindo-lhes declarar socialmente o interesse por alguém, como pelo fato de a brincadeira colocar em evidência o corpo – especialmente o feminino – quase completamente coberto.*

E Lazzari (2001, p. 214) acentua em relação ao carnaval porto-alegrense no início do século XX:

> *O lança-perfume e o confete vinham tomando o lugar das bisnagas e baldes d'água, mas suas batalhas não eram menos propícias à transgressão, permitindo às mulheres, como em nenhum outro momento, escapar*

do controle familiar, um velho problema que preocupava os pais de família desde os tempos do limão-de-cheiro.

Temos, em ambas as situações, ocasiões festivas permitindo às mulheres efetuar a transgressão que normalmente lhes era interdita, mas também em relação aos homens tais festas atuaram como espaços de transgressão. Nelas, os homens obtinham uma facilidade de acesso ao sexo oposto habitualmente inexistente, mas nelas, também, o macho obtinha uma autorização temporária para deixar simbolicamente de ser macho, seja fantasiando-se de mulher, seja adotando impunemente comportamentos que, no cotidiano, seriam repudiados a partir da necessidade de afirmar a sua masculinidade. E em todos estes contextos, de uma forma ou de outra, tais festas herdam a transgressão erótica que já se encontrava presente nas festas religiosas.

A MULHER E O AMOR

O projeto de normatização da sexualidade sempre teve a mulher como alvo preferencial. É dela que se exigia em maior grau e de forma mais estrita a obediência às normas que restringiam a sexualidade, tendo como modelo a ser seguido a mulher virgem, ou a mulher casada e fiel. Assim, Algranti (1993, p. 126) acentua em relação ao período colonial:

De acordo com a legislação civil e eclesiástica, punia-se aquele que tivesse tratos carnais com jovens virgens e com as casadas. Mas as leis eram particularmente severas com as mulheres adúlteras.

Sempre que as mulheres se afastavam deste modelo, portanto, elas eram punidas. Já Vainfas (1986, p. 58) assinala, em relação à participação da mulher no Santo Ofício:

As mulheres delatavam muito, mas eram pouco denunciadas. A que atribuir o desequilíbrio? A nosso ver, o baixo índice de mulheres denunciadas por crimes de costumes reafirma exatamente a sua condição subalterna na estrutura social da colônia, herança da tradição misógina ibérica. Em termos de conduta moral, a mulher estava submetida a uma gama de mecanismos de controle masculinos que dispensava o recurso ao "corretivo inquisitorial".

É um erro, contudo, pensar a mulher no período colonial como um ser meramente submisso e inserido de forma passiva em um sistema destinado a reprimir sua sexualidade. Quintas (2008, p. 51) acentua:

A vida da mulher, nas priscas eras coloniais, guardou-se sob a túnica do recato e da sujeição a uma ordem social que lhe soube impor conceitos de passividade, retraimento e reserva.

Mas esta descrição é enganosa, por deixar de lado as estratégias que a mulher, no período, soube utilizar para dar vazão ao seu desejo sexual e para se livrar de seus opressores, estratégias que Del Priore (2000a, p. 32) descreve:

> *Ardilosas, recorrem, quando lhes convêm, aos tribunais eclesiásticos para se separarem de maridos que as brutalizam ou lhes dissipam os bens. Por meio de processos por rompimento de esponsais, resgatam noivos, namorados e amantes fujões, que com promessas de casamento haviam levado de suas virgindades.*

E Del Priore (2011a, p. 69) ainda assinala: "Coches e cocheiros, assim como alcoviteiros, passaram a ter seu papel na vida amorosa das cidades". Foram espaços e estratégias, portanto, que, na Colônia ou no Império, as mulheres souberam utilizar para viver sua vida sexual.

Sem necessariamente renegar o sistema que as oprime, elas agiam, pelo contrário, em seu interior, criando nele espaços de liberdade relativa e fazendo funcionar a seu favor mecanismos que deveriam mantê-las presas à sua situação de sujeição.

É um erro, igualmente, pensar a Igreja apenas como uma instituição opressora da mulher no período colonial, embora ela também o tenha sido. A valorização da virgindade e da supremacia do marido em relação à esposa – pilares da ideologia católica no que diz respeito ao papel social da mulher – justificaram a necessidade de confinar a esposa no recesso do lar e conferiram ao homem o papel de guardião do recato feminino, mesmo que a mulher estivesse pouco ou nada interessada neste recato. Com isso, o sacerdotes e o marido terminaram por comungar das mesmas ideias em relação à mulher, estabelecendo, com isso, uma espécie de projeto em comum. Mas há mais do que isso.

A Igreja, afinal, ao mesmo tempo em que defendeu o confinamento feminino, defendeu-a em sua condição de mãe, e especialmente em sua condição de mãe solteira, o que Del Priore (1995, 75) acentua:

> *As preocupações eclesiásticas com o estupro traduziam a realidade das mães solteiras: a prole irregular, a ausência do companheiro, as adversidades da sobrevivência material. A Igreja, então, protegeu a mulher, incitando-a a redimir-se pelo exercício do papel de mãe em torno do filho ilegítimo.*

Ao mesmo tempo, a maternidade e o casamento eram vistos como uma espécie de destino natural da mulher. A mulher que nele não se enquadrava – a solteirona – era vista com um misto de estranheza e suspeita que ainda hoje não se dissipou. Ficar para a titia, ou seja, conviver com as solteironas da família, transformando-se em uma delas, era um destino temido pela jovem e por seus pais, e era um destino que as estigmatizava. A solteirona, afinal, vivia no limbo; não era uma mulher casada e respeitável, mas também não era uma mulher perdida. Não se enquadrava no sistema moral, sexual e familiar vigente.

E elas, ao contrário da mulher casada ou da mulher perdida, não tinham direito à maternidade. Não podiam desfrutar do papel que justificava socialmente sua existência e conferia à mulher certos privilégios e direitos que a mantinham relativamente a salvo da dominação masculina. Elas, enfim, não tinham direito à sua sexualidade e não podiam se defender a partir de sua condição de mãe. Com isso, a solteirona ficou como agregada em um sistema familiar que não abria para ela um espaço funcional. E a idealização progressiva da mulher casada ocorrida no século XIX contribuiu para esta disfuncionalidade.

O concubinato, frequente no período colonial e visto então como uma espécie de mal menor e plenamente aceitável, entrou progressivamente no rol dos comportamentos moralmente condenáveis, com a mulher amigada, amancebada ou amasiada, tornando-se uma espécie de pária; nem mulher casada nem meretriz, mas um pouco de ambas. Com isso, a mulher trabalhadora, tão frequente na América Portuguesa, passou a incomodar a moral vigente e a reclusão feminina consolidou-se como prática indispensável, com diversos viajantes que percorreram o Brasil no século XIX constatando-a e deplorando-a.

Visitando Portugal no início do século XIX, Link (2005, p. 128) acentua:

> *Apesar de em Lisboa, como em outra qualquer grande cidade, não faltarem mulheres de rua, apesar de elas dizerem uma vez que a porta está aberta, que se pode entrar, a verdade é que não são de modo algum tão impertinentes e descaradas como as mulheres em Londres ou em Paris no Palais Royal.*

Já o relato dos viajantes que estiveram no Brasil no mesmo período é bastante diferente. Antes disto, M. de la Flotte (FRANÇA, 1999, p. 105), um viajante francês que visitou o Rio de Janeiro colonial, já acentuava:

> *No Rio de Janeiro, um estrangeiro corre grande perigo se olhar fixamente para uma mulher. As portuguesas só saem às ruas veladas; as mais ricas servem-se de uma cadeira completamente fechada, conduzida por dois negros. Os únicos lugares em que é possível vê-las descobertas são em suas casas e nas igrejas.*

Por sua vez, em relação ao Brasil Holandês, Silva (2004, p. 223) assinala:

> *Ao contrário dos portugueses, que traziam suas famílias aferrolhadas, escondendo suas mulheres e filhas das vistas dos estranhos e até mesmo dos parentes, o holandês era mais liberal no trato da vida do lar e de suas relações com a sociedade. Suas mulheres, em maior número do que as portuguesas, revelavam jovialidade pouco comum às nativas.*

Já ao longo do século XIX os relatos dos viajantes salientam a situação de reclusão e opressão de que são vítimas as mulheres, bem como assinalam o ciúme obsessivo dos homens. Dessa forma, segundo Saint-Hilaire (1976, p. 96),

> *o quintal e interior das casas são, em Minas, Goiás e no norte de São Paulo, reservado às mulheres, e penetrar nesta parte, para os homens, constitui o máximo de temeridade.*

Já Expilly (1935, p. 359), que foi, talvez, o viajante que mais longamente estudou a situação da mulher no Brasil, acentua em relação ao habitante das zonas rurais:

> *Não se deve olvidar nunca que o vício original da raça lusitana – a vaidade e o ciúme – tornou-os de uma sensibilidade excessiva, o que os leva a se ofenderem se os hóspedes se mostram gentis para com as mulheres da casa.*

Freyress (1982, p. 36), por sua vez, atribui igualmente a reclusão das mulheres à influência lusitana:

> *As mulheres brancas e as suas filhas moças quase nunca eram vistas, de modo que podia-se acreditar que os fazendeiros só tivessem filhos com as negras; porém isso era consequência do costume da mãe-pátria (Portugal), que proíbe expor aos olhos dos estranhos as esposas e as filhas, o que, no interior do Brasil, é observado com todo o rigor.*

Já Bates (1944, v. I, p. 73) deplora a

> *posição degradante sempre ocupada pelas mulheres, de modo que as relações entre os sexos estavam e*

ainda permanecem num pé pouco satisfatório, conservando-se a moralidade privada, no Brasil, em um nível muito baixo.

E Kidder e Fletcher (1941, v. I, p. 178), por fim, assinalam:

> *Os portugueses e seus descendentes sul-americanos, até hoje, fiscalizam com ciúme as suas casas particulares, e passando muitas horas do dia dentro do recinto fechado das mesmas, que são seus verdadeiros castelos, onde as ligações domésticas e as instituições de família têm sido ampliadas e perpetuadas.*

O que há de comum em todas estas descrições é a imagem de uma mulher reclusa, desprovida de direitos e vítima de um ciúme que pode ser definido como consequência da mesma insegurança masculina que as condenou à reclusão. Não se trata de afirmar ter sido esta, necessariamente, a situação da mulher brasileira ao longo do século XIX, mas não é possível, também, descartar tais descrições como meros etnocentrismos. Elas descrevem, afinal, situações concretas.

Além de gerar ciúmes, a sexualidade feminina tradicionalmente gerou medo. Sant'Anna (2011, p. 309) acentua em relação ao início do período republicano:

> *Há séculos, a imagem do útero, quando vazio, foi assimilada a uma caverna sombria, poderosa em seus malefícios, ameaçadora em suas potências: zona*

propícia para acumular enfermidades e a causa de todas as indisposições femininas.

E este medo pode ser associado ao medo mais amplo referente à sexualidade feminina: território de sombras, território desconhecido.

Da mesma forma, quando a mulher invadia o universo masculino e quando sua presença se fazia sentir em ambientes até então não frequentados por ela, tal atitude terminava – e ainda termina – por abalar os alicerces da segurança masculina, com os homens se sentindo especialmente ameaçados, por exemplo, no mundo do trabalho, e reagindo a esta ameaça.

Com isso, historicamente, a mulher, ao entrar neste mundo até então predominantemente masculino – e foi o que ocorreu com grande frequência na primeira metade do século XX – era vítima de ataques de fundo moral que colocavam em questão seja sua feminilidade, seja sua reputação, seja sua competência específica. E eram, em casos extremos, postas em uma zona de sombra limítrofe à prostituição.

E a própria presença da mulher no cenário urbano causou, no período, um incômodo perante os homens que se traduziu em situações de mal disfarçado preconceito ou de pura e simples agressão. Fumando, frequentando bares, participando de atividades de lazer até então essencialmente masculinas, a mulher, nos grandes centros urbanos brasileiros das primeiras décadas do século XX, impôs sua sexualidade perante uma sexualidade masculina largamente despreparada para este confronto.

Fazendo isso, por fim, ela impôs a presença de seu próprio corpo, seja vestido, nas ruas, seja parcialmente – e cada vez mais parcialmente – despido nas praias, que ganharam, com isso, um sentido simbólico e efetivo de terreno a ser conquistado pelo corpo feminino, o que Oliveira (2010, p. 198) acentua:

> *A relação entre a mulher, a água e a praia e, obviamente, a exposição do seu corpo foi mudando ao longo das três primeiras décadas do século. Assim, se até os anos vinte sua presença nas praias era policiada, com a progressiva modernização dos costumes os hábitos foram se transformando.*

E fazendo isso, por fim, elas subverteram um modelo ideal de mulher e de beleza feminina acalentado desde o período colonial e assim descrito por Gilberto Freyre (1977, v. II, p. 470):

> *Não nos esqueçamos de que, dentro do ideal de mulher "gorda e bonita" – ideal mouro – e, mais do que isso, de mulher frágil, mole, banzeira, resguardada do sol e do vento, criada em alcova ou camarinha e cercada apenas dos filhos e mucamas – ideal caracteristicamente oriental – é que se formou a brasileira durante os dias mais decisivos e profundos da era patriarcal.*

A imagem ideal descrita por Freyre remete, por sua vez, a um tipo de relacionamento amoroso no qual a mulher é o ser passivo à espera da abordagem masculina, devendo, por sua vez, provocá-la por meio da sedução. É, ainda, hoje, a descrição clássica do namoro à brasileira, sendo que, ao transgredir estas regras, tomando a iniciativa, é todo o arcabouço da dominação masculina que a mulher coloca em questão.

O namoro, para não ameaçar a reputação da namorada, deveria se dar, ainda, a partir de demonstrações de pudor e recato, caso o fim desejado e necessário – como deveria ser – fosse o casamento. Assim, estudando os "padrões de aproximação dos sexos e a escolha dos cônjuges" em Cunha, no interior paulista, na década de 1940, Willems (1948, p. 40) acentua:

> *A aproximação dos sexos obedece a uma série de regras que estabelecem restrições quanto ao círculo de pessoas aceitáveis, à maneira de entabular relações, ao local e à hora considerados próprios. A cidade é tão pequena que constitui, praticamente, um único grupo de vizinhos.*

Trata-se de uma situação de certa forma extrema, característica de uma pequena cidade do interior, mas que exemplifica a presença histórica de normas morais mais ou menos severas a nortearem a aproximação amorosa. E, mais uma vez, relatos de viajantes podem ser úteis para o propósito de situar historicamente a existência destas normas.

Assim, percorrendo o Rio de Janeiro em 1787, John White (*apud* TAUNAY, 1942, p. 80) acentua:

Aventuras amorosas, não pode haver dúvida, terminaram a festa, pois à noitinha avistei mulheres, à porta de casa, empunhando ramalhetes. Asseguraram-me que é de praxe aqui o oferecimento de tais flores àqueles a que se deseja ser amáveis. E, com efeito, nesta mesma noite, vi no meio da multidão diversas pessoas, mulheres muito enfeitadas, a passearem livremente.

Repete-se, no caso, o padrão usual: festas religiosas permitindo o surgimento de casos amorosos e dando à mulher uma liberdade ausente em outras ocasiões. E, em casos assim, tais festas exerciam um papel análogo ao exercido pelo carnaval na sociedade contemporânea, embora, na sociedade descrita pelo viajante em questão, as normas para a aproximação amorosa fossem muito mais rígidas do que são hoje.

Por sua vez, visitando São Paulo em 1810, May (2006, p. 66) menciona o cendal, descrevendo-o como uma peça de baeta preta, com a qual as mulheres envolvem o rosto, deixando somente os olhos à mostra. E assinala:

Tal disfarce não é utilizado somente durante as cerimônias religiosas, ao contrário, trata-se de uma vestimenta diária das mulheres de São Paulo. Metidas sob essa capa tanto de manhã quanto à tarde, elas pavoneiam-se pela cidade livremente e conduzem as suas tramas amorosas com muita facilidade.

E, no caso, é possível o estabelecimento de um paralelo, uma vez que Bouhdiba (2006, p. 259) acentua em relação às mulheres muçulmanas:

> *Mesmo o véu é uma faca de dois gumes, e os homens, no curso de uma intriga, frequentemente fazem uso desse recurso. Excelente instrumento de anonimato tanto para os homens quanto para as mulheres. O véu está mais a serviço da intriga do que a dissuade...*

O que temos aqui é a descrição de um jogo desenvolvido com habilidade pelas mulheres, no qual os procedimentos do recato são utilizados com o objetivo de subvertê-lo, permitindo contatos que estes procedimentos visavam proibir. Afinal, a obrigação do recato não significava, necessariamente, que as mulheres fossem recatadas. Pelo contrário, elas agiam, subvertendo tais obrigações de dentro para fora, utilizando as janelas, por exemplo – daí a expressão depreciativa *mulher janeleira* – para romper a clausura na qual viviam submersas. É a estratégia que Marins (2001, p. 95) descreve:

> *O pudor e o recato desfaziam-se nas extremadas permanências à janela. Nos "namoros de estafermo", donzelas contavam com o apoio de suas criadas para dialogarem pelo gestual ou pelos adornos, através das rótulas com o galante e atrevido transeunte.*

A clausura e a dominação impostas à mulher não impediu a construção de uma imagem romântica do sexo feminino, crescentemente vinculada, no século XIX, à idealização da maternidade e do amor conjugal. Alguns séculos antes que isto ocorresse, contudo, tal valorização já se fizera sentir, e Tachot (1999, p. 193) define a exaltação do amor conjugal como um tópico humanista.

Neste contexto, a mulher era a dama a quem se deveria prestar vassalagem. A expressão *servir* significou em Portugal dos séculos XII a XVI a obrigação de prestar vassalagem à dama da qual se está enamorado, e é assim, por exemplo, que Gil Vicente (1951, v. I, p. 16) a emprega no *Auto da Sibila Cassandra*, ao afirmar:

> *Muy mas ayná quizá*
> *se hará,*
> *se la servieses de amores.*

Servir a dama, contudo, significava, também, defender a sua honra, e este, na América Portuguesa, foi um dever que contribuiu, no final das contas, para manter a sujeição feminina.

Apenas no século XIX, sob o advento do Romantismo, contudo, tivemos a retomada do amor como valor supremo – já prenunciado pelos árcades e amplamente ignorado por um autor como Gregório de Matos – a se sobrepor aos interesses materiais que até então presidiam a escolha dos noivos e o casamento. Sob a perspectiva romântica, afinal, o relacionamento conjugal e os valores a ele referentes deveriam ter como base apenas o amor entre os cônjuges, e não mais o interesse material, com qualquer decisão em contrário, na literatura romântica, sempre redundando em tragédia.

A valorização do amor conjugal fez com que a sexualidade paulatinamente se confundisse com ele, perdendo o escopo consideravelmente amplo que a caracterizou na América Portuguesa. A partir daí, por exemplo, a apologia da mulata como objeto de desejo feita por Gregório de Matos cedeu espaço ao elogio do amor voltado para a procriação, ou para a apologia da beleza virginal da qual a Helena machadiana e a Iracema alencariana, em polos tão postos e tão comuns, foram representantes. E reforça-se, com isto, o vínculo entre sexo e procriação, tomado não mais como política de Estado, mas como mandamento moral.

Buscou-se enquadrar a mulher neste modelo, mas também o comportamento sexual masculino era algo a ser disciplinado, o que Costa (1989, p. 244) acentua:

> *Procurava-se fazer crer ao homem que a sexualidade sadia era incompatível com relações extraconjugais. A família era seu limite natural. Retida na casa ela se preservava não só da sífilis como dos excessos que, embora não sifilíticos, eram igualmente patogênicos.*

E a valorização romântica do amor conjugal representou o abandono de todo um modelo de união familiar.

Furtado (2003, p. 116) acentua em relação a Portugal e à América Portuguesa:

*Os matrimônios eram sempre precedidos por pro-
cessos de banho em que se examinavam cuidadosamente
não só a situação presente dos nubentes como também
as ascendências materna e paterna. No Brasil, segundo
as leis do Reino, o casamento era regulado pelas Constituições primeiras do arcebispado da Bahia.*

Havia todo um processo, portanto, que pouco
levava em consideração a vontade dos noivos, privi-
legiando diversos outros aspectos. E Mattoso (1978,
p. 211) descreve nestes termos como era feita uma festa
de noivado em Salvador no século XIX:

*Noiva-se na presença da família, na presença dos
amigos, dos vizinhos, dos serviçais da casa. Mas casa-
-se também sem noivar e mesmo sem casar quando se
trata de camadas pobres da população. Noiva-se tendo
namorado o noivo pela janela, mas noiva-se também
com o eleito escolhido pelos pais, e a escolha não se dis-
cute. No ato do noivado é frequentemente mostrado o
enxoval e a roupa da noiva. A assistência admira-se
para depois comentar e achar defeitos.*

E é a esta escolha feita pelos pais que o romantismo recusa validade. Com isso, é o indivíduo, e
não mais a família, quem deve decidir seu próprio
destino. E, com isso, é a base familiar e patrimonia-
lista da sociedade descrita, por exemplo, por Gilberto
Freyre, que entra em erosão – como o próprio Freyre
soube perceber e descreveu longamente em *Sobrados*

e mucambos – gerando uma nova ordem moral, social e econômica, já sob a égide da escolha individual e da valorização do *ethos individualista*, fundamento ideológico do capitalismo.

A valorização do amor conjugal se deu, por sua vez, em oposição à sexualidade vivenciada fora do casamento e em oposição à relativa autonomia concedida a esta sexualidade no período colonial. Como consequência tivemos uma forte moralização da relação amorosa, que passou a ser vista como aceitável apenas quando experimentada no leito conjugal e não mais entre senhor e escrava, entre homens e prostitutas ou entre casais amasiados. O *amor romântico* foi, em linhas gerais, o amor vivido no casamento ou que teve o casamento como objetivo, realizando-se plenamente na literatura romântica quando este objetivo era alcançado, ou fracassando – e gerando, no caso, a perdição ou a morte dos amantes – quando ocorria o contrário.

E a moralização do amor romântico se expressou em sua própria descrição. Por exemplo, no catálogo da Livraria Garnier, o *Livro de Meus Amores*, escrito por Joaquim Norberto de Sousa e Silva e publicado em 1849, era assim descrito:

> *Nem um quadro ali se encontra desse amor físico, desse instinto imperioso que confunde o homem com o bruto, nem uma pintura licenciosa, nem uma expressão menos casta.* (*apud* Martins, 1996, v. II, p. 402)

E é contra esta moralização e idealização que os autores realistas, e principalmente os autores naturalistas, iriam se insurgir.

Quando o casamento era impossível, por fim, a mulher desejada se tornava inatingível: percurso marcadamente romântico, mas que teve sua origem muito antes do romantismo e que manteria sua força na cultura popular e especialmente na música, seja produzida de forma anônima, até o início do século XX, ou, mais tarde, por compositores. Assim, analisando os estudos de Mário de Andrade sobre as modinhas, Travassos (1997, p. 113) acentua que "muitas cantigas populares que conhecia falavam da mulher como um objeto inatingível, separado do cantor por um rio ou pelo mar". E Matos (2001, p. 53) assinala:

> *Nos anos 40 e 50, amar era sinônimo de sofrer, cantado num estilo musical em voga nesse período – o samba-canção –, que falava de amores impossíveis, paixões proibidas, infidelidades e esperas sem fim.*

A valorização do amor conjugal teve, por fim, duas consequências que se inter-relacionam, quais sejam: a valorização da maternidade – do papel de mãe a ser desempenhado pela mulher – e a definição da infância como período de pureza no qual a criança não poderia ser molestada sexualmente e no qual deveria se abster de qualquer envolvimento sexual. No qual, inclusive, ela desconhecia o desejo sexual. E a valorização da infância resultou na progressiva transformação do aborto em prática moral, religiosa e juridicamente condenável, embora em ocasião alguma da história do Brasil ele tenha deixado de ser praticado em larga escala, sempre de forma clandestina, com o seu habitual cortejo de vítimas entre as mulheres.

Os métodos abortivos utilizados durante a Colônia e o Império foram, como ainda são, os mais diversos, podendo apenas ser brevemente arrolados. Assim, Del Priore (2000a, p. 79) acentua:

> *É preciso deixar claro que numa época sem antibióticos ou qualquer outro recurso da medicina, abortos feitos com canivetes e outros instrumentos cortantes ou com chás venenosos levavam, na maior parte das vezes, à morte da mãe junto com o feto.*

E Alencastro (1998, p. 73) salienta:

> *Àquela altura generaliza-se na Europa, como contraceptivo, o "coito interrompido". Tal hábito deve ter se espalhado também no Império, difundido não só pelo conselho compassado dos médicos, como pela voz rouca das meretrizes, cujo número tende a aumentar na corte após 1850.*

O uso de substâncias e plantas abortivas também se generalizou, com Debret (1940, v. II, p. 168) acentuando, por exemplo, em relação à arruda:

> *A acreditar-se na credulidade generalizada, essa planta, tomada como infusão, asseguraria a esterilidade*

e provocaria o aborto, triste reputação que aumenta consideravelmente a sua procura.

E Del Priore (2011a, p. 143) acentua:

> *Viajantes de passagem pelo Brasil observaram a venda de ervas abortivas, como a arruda, pelas ruas da cidade. Em tabuleiros, as escravas costumavam oferecê-las de porta em porta.*

Lá como cá, portanto, a dualidade entre condenação moral e prática generalizada se manteve.

A FAMÍLIA: ESPOSAS E AMASIADAS

Esteve presente na América Portuguesa uma dualidade que, aliás, se manteria embora em menos grau nos séculos XIX e XX, entre as uniões informais presentes nas camadas mais pobres da população e a família patriarcal, presidida pelo homem, nas elites coloniais. E foi esta família que seria tomada como modelo pelo Romantismo, o que ajudou em sua propagação posterior no seio da classe média e das camadas urbanas que iriam se consolidar posteriormente.

Por outro lado, se as elites coloniais souberam resguardar uma relativa privacidade no interior de suas propriedades rurais e de suas casas-grandes, o mesmo não se deu com as camadas populares e, no que diz respeito a estas, Campos (1994, p. 102) acentua em relação a São Paulo colonial:

> *A promiscuidade substituía a privacidade. As testemunhas ouvidas nos processos que opõem cônjuges narram os fatos mais íntimos da vida do casal, com minúcias pouco discretas. Tudo por ouvir dizer e presenciar, na qualidade de parentes, vizinhos ou conhecidos.*

Foi a situação que se reproduziria nos cortiços a partir do século XIX, e que Aluísio Azevedo soube descrever.

Seja a partir da união informal, seja a partir da família patriarcal, determinadas regras morais e padrões de convivência foram criados ao longo do período colonial e toda uma legislação foi criada, igualmente, com o objetivo de normatizar juridicamente as relações sexuais e familiares, sendo que Ramos (1995, p. 152) salienta em relação a este período:

> *Relações sexuais ilícitas publicamente conhecidas eram o meio pelo qual um casal podia superar os impedimentos eclesiásticos ao matrimônio, ou as tentativas dos pais para escolher os seus cônjuges. Isto tinha como efeito obrigar a Igreja a escolher entre dois males: pôr de lado as regras eclesiásticas ou recusar a legitimação do casamento.*

Determinados comportamentos, enfim, foram vistos como inaceitáveis e, dentre eles, nenhum foi tão inaceitável quanto o incesto e o adultério feminino, ao passo que o adultério masculino, de forma consuetudinária, fazia parte da ordem natural das coisas.

O conceito de incesto era bem mais abrangente do que é hoje, o que Risério (2004, p. 179) acentua em relação à América Portuguesa:

> Naquele tempo, cometia incesto o homem que dormisse carnalmente com filha, mãe, irmã, nora, madrasta, enteada, sogra, tia, avó, prima, cunhada, comadre, madrinha ou afilhada. E as penas eram pesadas, indo da morte ao degredo e ao trabalho forçado nas galés.

Já o adultério era – como ainda é – o terror dos maridos e o pecado supremo aos olhos da Igreja, o que leva Vieira (1951, v. II, p. 300) a indagar: "Adúlteros, não sabeis que a amizade deste mundo, que é a vossa, é inimiga de Deus?"

O insulto reservado ao marido traído nunca foi destinado à mulher traída, por ser a situação desta desprovida do ridículo atribuído ao primeiro: ao corno, sendo que Câmara Cascudo (1984, 254) acentua: "Cornos, como epíteto do marido enganado pela mulher, pôr cornos, pôr chifres, cornear, chifrar, é de uso antiquíssimo e para mim inexplicável". A esposa ser traída, afinal, sempre foi visto como algo que faz parte das contingências do casamento, ao passo que o marido traído é posto em situação indefensável e que exige reação imediata. E quando a reação não vem, o insulto é agravado: o corno se transforma em corno manso.

A reação foi, historicamente, feita a partir de uma violência que hoje é criminalizada, sem, contudo, que o ridículo inerente à situação tenha desaparecido. Mas a violência com a qual a adúltera era tratada – e que consistia frequentemente em seu assassinato – era vista como uma atitude indispensável por parte do marido que, desta forma, lavava sua honra com sangue. E tampouco o conquistador ficava impune – visitando uma cidade do Piauí no início do século XX, Neiva e Pena (1999, p. 172) mencionam a existência do seguinte comportamento:

> O bárbaro castigo infligido aos conquistadores de mulheres casadas com fazendeiros e que consiste na castração ou emasculação total, pena que tem sido por várias vezes aplicada principalmente em certas zonas do Piauí, e cujos mandantes e mandatários são sempre unanimemente absolvidos, pois a moral local julga o criminoso com simpatia por se ter desafrontado em melindrosa questão de honra, episódios que são narrados com terrível minudência e com gestos de assentimento e de aplauso dos circunstantes.

E o elogio dos valores familiares foi, por fim, no século XX, transformado em política de Estado, principalmente durante a vigência de regimes autoritários, com Levine (2001, p. 27) acentuando em relação ao Estado Novo:

Uma de suas metas principais era ensinar os brasileiros a se orgulharem da nacionalidade, a se disciplinarem e a adquirirem os valores adequados de autoconfiança, do caráter sagrado do casamento e da família e do valor do trabalho.

Embora o incesto tenha sido criminalizado e visto pela Igreja como pecado abominável, relações sexuais que hoje seriam vistas como atos de pedofilia fizeram parte do universo colonial e foram plenamente aceitas, mesmo quando não redundavam em casamentos. E a iniciação sexual precoce dos meninos era uma espécie de ritual obrigatório, que traria a suspeita de homossexualismo aos que a ele não se submetessem.

Gilberto Freyre (1968, p. 164) acentua: "Foi quase um Brasil sem menino o dos nossos avôs e bisavós". Isso porque já na infância o comportamento exigido era o comportamento de um adulto, bem como a sexualidade já era plenamente vivenciada pelos meninos e adolescentes. E era vivenciada de uma forma ou de outra, dentro de uma maior ou menor ortodoxia, o que Mott (1988, p. 38) salienta em relação ao período colonial:

Na falta de parceiros para fazer as "sacanas", sobretudo na zona rural, os moleques encontravam no reino vegetal a solução para satisfazer seus apetites libidinosos.

De resto, iniciações sexuais pouco ortodoxas, envolvendo animais ou vegetais, permaneceram usuais no meio rural muito depois de findo este período. Segundo Silva (1982, p. 82), "a iniciação sexual sertaneja é espontânea. Meninos e meninas aprendem o essencial, no convívio com os animais". E Silva (p. 84) ressalta:

> *As possibilidades de satisfação sexual fora do casamento são restritas. O desafogo do adolescente sertanejo descamba para o recurso generalizado do coito com animais. A ambiência rurícola estimula esse comportamento pelo contato físico e afetivo entre homem e animal.*

Nas Minas Setecentistas, segundo Furtado (2003, p. 113), "a vida sexual das escravas se iniciava precocemente, entre os doze e os catorze anos". E esta precocidade faz parte de um fenômeno bem mais amplo, uma vez que relações sexuais com crianças foram frequentes na América Portuguesa, e quando eram punidas, a punição incidia sobre fatores outros que não a idade do parceiro. Assim, Prado (1945, v. I, p. 183) menciona como o alcaide de Ilhéus, nomeado em 1560, ao receber a visita de uma mameluca de 8 anos de idade, lançou-a

> *em cima da sua cama de costas e lhe alevantou a camisa e arregaçando assim as suas fraldas se pôs em cima pela confessante e ajuntando o seu vaso natural com o vaso natural dela confessante fez com ela, como se fosse homem com mulher tendo deleitação por espaço de tempo.*

Aqui, não é a idade da parceira que determina o ilícito da situação, assim como, avançando mais de 300 anos no tempo, temos uma situação análoga.

Dessa forma, ao analisar um caso judicial envolvendo estupro e adultério ocorrido no interior catarinense no início do século XX, e que redundou em condenação, Machado (2004, p. 88) acentua:

> *Apesar de todas as provas contra Antônio, é plausível considerar que ele tenha sido condenado muito mais por praticar adultério com a sogra do que por ter violentado a menina, filha de um agregado pobre.*

E o abuso sexual de crianças manteve-se ao longo do século XX, estando frequentemente associado à miséria dos envolvidos, tanto adultos quantos crianças, o que Florestan Fernandes (1978, p. 149) acentua em relação aos cortiços paulistanos do início do século XX:

> *O padrasto ou amásio tendia a aproveitar as oportunidades para seduzir a filha da companheira e para entreter-se sexualmente com meninos ou rapazes do mesmo sexo. Também podia ocorrer o inverso: a madrasta ou a amiga seduzia o filho do companheiro.*

E esta, evidentemente, é uma descrição que, apesar do tempo transcorrido, não perdeu sua atualidade.

Outro aspecto a ser analisado em relação às crianças diz respeito aos "filhos naturais", ou seja, as crianças oriundas de relacionamentos definidos como ilícitos pela Igreja, pela Coroa, pela sociedade, ou em todos estes âmbitos ao mesmo tempo.

Carvalho (2011, p. 109) acentua em relação a Portugal da Idade Moderna:

> *O quadro jurídico distinguia os "filhos naturais", fruto de relações entre pessoas que poderiam casar e assim legitimar os filhos, dos "espúrios", os nascidos dos indivíduos cujo casamento era impossível (relações incestuosas, adúlteras e outras). Uma distinção adicional, a dos filhos "sacrílegos", estava associada ao caso específico dos filhos de eclesiásticos com voto de celibato e castidade.*

Havia, portanto, tanto em Portugal quanto na América Portuguesa, uma diversidade de "filhos naturais" cujo *status* dependia de sua origem. Mas o que predominou na Colônia foi um relativo reconhecimento quanto a estas crianças, que não eram especialmente discriminadas quanto à sua condição, assim como as relações das quais eram oriundas, envolvendo tanto brancos, negras e índias quanto homens e mulheres livres de baixa condição social eram regulares e não causavam maior escândalo.

Assim, nas Minas Setecentistas, segundo Figueiredo (1997a, p. 119), "o caráter legal ou não-legal dos relacionamentos parecia não importar para o sentimento de afeto e o reconhecimento da paternidade das crianças". E Omegna (1971, p. 210) acentua em relação aos testamentos nos quais filhos ilegítimos eram reconhecidos:

Às vezes o reconhecimento é feito sem qualquer sombra de convicção da paternidade, o que não só agrava o conceito que se faz do próprio testador, como patenteia a liberalidade geral para julgar as ligações irregulares com índias e negras.

Coube primordialmente à Igreja a tarefa inglória de atuar no sentido de coibir tais uniões, enquadrando as relações familiares no âmbito por ela consagrado, mas a própria definição do conceito de concubinato permaneceu consideravelmente vaga, o que Silva (1984, p. 38) salienta:

Sem definir o que entendia por este pecado de concubinato, o texto tridentino pressupõe duas de suas características principais: a publicidade e a coabitação. A elas acrescentam as Constituições Primeiras do Arcebispado da Bahia *uma outra: a continuidade nessas relações sexuais ilícitas.*

E os esforços da Igreja permaneceram baldados em larga escala por dificuldades de ordem prática. Afinal, o controle exercido por ela em relação à sexualidade dos fiéis permaneceu consideravelmente tênue, a distância geográfica entre boa parte da população e o clero era grande, os trâmites burocráticos referentes ao casamento eram onerosos e inviáveis para a população mais pobre e os membros desta não viam maiores problemas em se unir em relações consensuais, uma vez que estas, mesmo não sendo reconhecidas pela Igreja, eram reconhecidas pela sociedade e facilitavam a vida do casal, inclusive no que dizia respeito a uma eventual separação.

O casamento, mais que os interesses do casal, visava prestar satisfação à sociedade e preservar os interesses familiares, vinculados principalmente ao arranjo econômico que motivara a união conjugal. Era adotado majoritariamente, portanto, por casais oriundos das elites coloniais, cujas famílias tinham interesses econômicos envolvidos na realização do matrimônio. Já a união consensual era a preferida por quem tinha pouco ou nada a perder unindo-se a outra pessoa e era, com isso, motivada principalmente pelo afeto e pela atração sexual. Era, em síntese, uma escolha do casal, ao passo que o casamento era uma escolha da família. Era, também, uma prática vinculada a um cotidiano vivido à margem das normas institucionais, retratando, com isso, a distância existente entre as classes mais pobres e as instituições coloniais.

Em carta datada de 1549, Nóbrega (1931, v. I, p. 79) acentua:

> *Nesta terra há um grande pecado, que é terem os homens quase todos as suas negras por mancebas, e outras livres que pedem aos Negros por mulheres, segundo o costume da terra, que é terem muitas mulheres. E estas deixam-nas quando lhe apraz, o que é grande escândalo para a nova Igreja que o Senhor quer fundar.*

O que o jesuíta reconhece, no caso, é a impotência da Igreja perante a disseminação das relações de concubinato já no início do período colonial. E tais relações, nos séculos seguintes, iriam se diversificar, indo além do padrão habitual de relação entre dominantes e dominadas, o que Souza (1999, p. 23) acentua em relação às Minas Setecentistas:

> *O concubinato não se reduzia apenas à convivência de um homem com uma mulher, sendo bastante frequente os casos de um homem convivendo com duas ou mais mulheres e de uma mulher convivendo com dois ou mais homens.*

E é o que Carrato (1963, p. 157) igualmente assinala em relação às Minas Setecentistas:

> *Como se vê, o concubinato assume características de instituição pacificamente aceita, a que todos, grandes e pequenos, se dão sem constrangimento algum. A constante dos casos de mancebia é tal, nas devassas de 1733, que seria enfadonho enumerá-los.*

E esta, por fim, é uma conclusão que Vainfas (1997c, p. 234) expande para outras áreas do território colonial, ao afirmar:

> *Pesquisas realizadas nos últimos anos sobre as visitas diocesanas feitas em Minas, na Bahia e até no Mato Grosso têm revelado uma gama muitíssimo variada de relações amorosas classificáveis como concubinato, boa parte delas envolvendo forros e pobres que entre si se uniam ou andavam juntos.*

As relações consensuais, que antes se davam entre dominantes e dominadas, se horizontalizaram, passando a predominar entre os estratos mais pobres da população. Homens e mulheres livres se envolveram em relações informais, mulheres forras se uniram em concubinato com escravos e mesmo mulheres de boa condição social se uniram em concubinato com seus parceiros. E, em todas estas situações, os filhos foram assumidos e foram criados, mostrando a diversidade de relações que o termo concubinato abrangeu em sua aparente homogeneidade.

A aceitação consensual tendeu a ceder espaço para o preconceito, contudo, à medida que o século XIX presenciou a progressiva valorização romântica do amor conjugal, sendo que o preconceito atingiu principalmente a mulher amasiada. Assim, Dias (1995, p. 35) acentua em relação às mulheres paulistas acusadas de concubinato na primeira metade do século XIX:

> *Os processos judiciais em que apareciam, em vez de dados concretos como nomes, ocupação, idade, estão sobrecarregados de juízos de valor e de referência genéricas: "mulher vagabunda", "desordeira", "turbulenta", "depravada", "de má fama", "cometeu ruindades", "prendeu-se por acusação de andar amancebada".*

São expressões, afinal, que pouco diferenciam a concubina da prostituta, sendo que tal preconceito manteria seu vigor ao longo do século XX.

O CORPO E O ATO SEXUAL

Desde a Colônia até o século XX, a virgindade feminina foi vista na sociedade brasileira como uma espécie de patrimônio familiar; um bem a ser resguardado, cuja perda atingia de forma irremediável não apenas a reputação da moça, mas também a reputação familiar. E era vista, igualmente, como um bem cuja posse era indispensável para o matrimônio. Sem ela, a honra feminina estaria perdida e, uma vez desonrada, a mulher não seria mais um bem de troca válido na relação matrimonial.

Surgiram, com isso, nas cerimônias de casamento, rituais que visavam confirmar a virgindade da noiva, validando, dessa forma, a cerimônia e o próprio casamento. Assim, Câmara Cascudo (1984, p. 334) acentua: "Em certas regiões de outrora, o baile do casamento começava quando os três foguetes confirmavam a virgindade da noiva". E Câmara Cascudo (1984, p. 315) ainda assinala:

> *Mesmo ao redor de 1870 era comum nos sertões do Nordeste brasileiro a exibição aos parentes dos panos íntimos da desposada, comprovando a virgindade anterior ao matrimônio. Uma frase expressiva era afirmar:* aquela que não mostra os panos, *denunciando a impossibilidade de provar a donzelice indispensável ao casamento.*

Tornou-se indispensável, a partir daí, a defesa da virgindade das mulheres da família, bem como a honra das mulheres casadas, o que Silva (1995, p. 82) acentua:

Pais e filhos tinham como dever imposto pela sociedade colonial defender a honra de suas filhas e mulheres, frequentemente atacadas com raptos, estupros e adultérios e quanto mais elevada era a condição social das mulheres, tanto maior era a frequência com que esses ataques à honra feminina aparecem na documentação judiciária.

Também o conceito de honra era, portanto, socialmente estratificado, o que Ramos (2001, p. 30) igualmente assinala:

A honra de mulheres da elite e assim a honra das suas famílias podiam ser comprometidas no sentido formal mais facilmente do que a honra de outras mulheres. Uma mulher da elite poderia ter a sua honra abalada simplesmente por receber a visita de um homem independente das circunstâncias da visita.

Em quais situações, porém, configurava-se o ataque à honra feminina e, portanto, à honra familiar? Os casos mais graves eram, evidentemente, os de perda da virgindade, ou de adultério, no caso das mulheres casadas; situações a exigir reação imediata e, frequentemente, sangrenta. Mas situações como ofensas, comentários malévolos ou atitudes que pudessem ser interpretadas como assédio poderiam igualmente ser punidas, com o conceito de assédio, no caso, sendo consideravelmente amplo, podendo incluir desde olhares até convites ostensivos.

Ceder a estes convites significava a perda irremediável da honra, e tão grave era esta perda que todo um vocabulário popular foi criado para descrevê-lo, o que Câmara Cascudo (1977, p. 44) salienta:

> *Enterrar-se de palma e capela é proclamar o estado de pureza, virgindade, ausência de qualquer infração moral. Conduta ilibada, natural nas crianças e heroica nas mulheres.*

E mencionando ainda a expressão "os três vinténs", ele assinala:

> *Perdê-lo é decair do estado de virgindade, abandonar o título de Donzela, renunciando à pureza angelical. A mulher, privada de três vinténs, é mulher perdida. Não ocorrendo a compensação matrimonial, encontrar-se-á na perdição.* (1977, p. 46)

Ocorrendo tal perda a mulher estava naturalmente excluída do círculo familiar, vendo-se impossibilitada, ainda, de constituir família. E uma vez bloqueados estes caminhos, a prostituição, no caso das filhas de mulheres pobres, ou a clausura, no caso das filhas das elites, eram caminhos habituais. Assim, na Bahia do século XIX, a moça que dá o "mau passo", segundo Mattoso (1988, p. 164), "é enclausurada num convento ou num instituto de reeducação, sempre dirigidos por religiosos devotados à 'regeneração das moças perdidas ou extraviadas'".

Resta saber, por fim, se a importância atribuída à virgindade feminina seguiu padrões homogêneos, ou até que ponto sua valorização seguiu diretrizes diversas em diferentes regiões. Tais padrões, evidentemente, foram relaxados ao longo do tempo, com a perda da virgindade antes do casamento, no caso de mulheres adultas, apresentando hoje poucos resquícios da dramaticidade vinculada ao episódio em épocas passadas. E mesmo em uma área específica como o sertão baiano, tais transformações podem ser constatadas de forma clara. Assim, estudando o comportamento contemporâneo dos moradores desta região, Woortmann (1987, p. 82) acentua:

> *Os padrões de parceria sexual dos pobres da Bahia conformam-se ao modelo cultural tradicional no que concerne aos homens, mas o contradizem agudamente com relação às mulheres. A virgindade não é um trunfo crucial, e sua perda tem poucas consequências.*

Mas este é um padrão que contrasta fortemente, por exemplo, com os padrões observados em Canudos, no qual a honra feminina, necessariamente associada à virgindade e à obediência ao pai ou ao marido, era uma espécie de valor supremo, o que enquadrava na categoria das perdidas as mulheres que não seguissem tais padrões de comportamento.

Dessa forma, descrevendo Canudos, Euclides da Cunha (1984, p. 134) menciona *as* solteiras, *termo que nos sertões tem o pior dos significados, desenvoltas e despejadas,* soltas *na gandaíce sem freios; as* moças donzelas *ou moças damas, recatadas e tímidas; e honestas mães de famílias; nivelando-se pelas mesmas rezas.*

E Monteiro (1977, p. 65) acentua em relação a Canudos:

Piedade filial e devotamento dos pais para com os filhos, ao lado de um rígido puritanismo, são os traços distintivos, no que se refere às recomendações sobre o trato entre as gerações e entre os sexos. A castidade e o recato, virtudes esperadas nas mulheres, quando alcançam o grau heroico do martírio, são um caminho para o céu, sendo que, dos pecados contrapostos, resultam o castigo divino e furor dos homens enganados e ofendidos.

São famosas as fotos de mulheres francesas com o crânio raspado, após o final da Segunda Guerra: castigo infligindo às que foram acusadas de envolvimento sexual com os soldados alemães. E assim como a perda de cabelo sempre esteve relacionado com a perda de potência – inclusive a potência sexual, com o episódio de Sansão e Dalila sendo apenas o episódio mais famoso referente a esta crença –, o corte de cabelos da mulher desonrada foi sempre um castigo usual, e não apenas no Brasil. Foi uma das formas encontradas pela sociedade de punir a mulher por seu comportamento, mas toda uma legislação referente à desonra feminina também foi criada.

Aguiar (2001, p. 136) acentua:

> *As* Ordenações Filipinas *previam duas circunstâncias na caracterização dos crimes de honra e de violência sexual, as quais incidiam sobre a vontade das vítimas. No caso de violação sem consentimento, a queixa era direito de todas as mulheres, inclusive prostitutas e escravas. Nos casos de defloração ou rapto de sedução, a lei restringia a queixa à "mulher virgem, ou viúva honesta".*

O conceito de honra feminina restringia a punição, portanto, aos casos que envolvessem mulheres virgens ou "honestas", o que gerou, historicamente, uma zona cinzenta na qual viviam as mulheres que não se enquadravam nesta definição e que ficavam, com isso, à mercê de ataques masculinos mais ou menos violentos.

Já Holloway (1997, p. 67) acentua em relação ao Código Criminal de 1830:

> *"Deflorar uma virgem" de menos de 17 anos era crime diferente do de seduzir uma "mulher honesta" da mesma idade, mas para ambos a pena era o exílio de um a três anos do distrito onde a vítima residia.*

E acrescenta: "A legislação restringia as ações de sedução a virgens ou viúvas sob pátrio poder, e alguns de seus comentadores assimilavam honra à virgindade" (p. 144). Novamente, mulheres que não se enquadravam em uma categoria ou em outra ficavam à margem da proteção jurídica.

A dualidade entre mulher honesta e desonesta foi mantida no século XX, com o artigo 215 do Código Penal criminalizando o ato de "ter conjunção carnal com mulher honesta, mediante fraude". No caso, a própria imprecisão do termo *honesta*, que seria retirado do código apenas no início do século XXI, tornava imprecisa a punição, assim como o termo sedução é consideravelmente impreciso, pressupondo, ainda, a passividade da pessoa a ser seduzida.

Buscava-se com isso, a partir do Código Penal, defender nem tanto a integridade física da mulher, mas a sua honra, que, mais que sua, era a honra do homem: do pai ou do marido. Os valores propriamente femininos eram então colocados em segundo plano, e as mulheres, em situações nas quais eram agredidas, tinham antes que provar serem possuidoras de valores morais que foram, estes sim, alvos de agressão. Cabia a elas, portanto, comprovar serem dignas de defesa, e todo o processo, frequentemente, girava em torno deste ponto.

Ao mesmo tempo, seguindo o papel que era o seu no jogo da sexualidade, as mulheres buscavam seduzir e usavam o corpo neste sentido, com o corpo como objeto de sedução sendo diferentemente apreciado em diferentes épocas da história do Brasil.

Se os seios, por exemplo, são hoje resguardados dos olhares públicos e vistos como objetos de sedução, eles relativamente pouco interesse erótico ofereciam até o século XIX, ao passo que os pés femininos, no período, povoavam os sonhos eróticos e eram celebrados em prosa e verso. E também o rosto concentrava os propósitos de sedução, o que Del Priore (2011a, p. 29) acentua em relação ao período colonial: "O investimento maior concentrava-se no rosto, lugar por excelência da beleza. As outras partes do corpo, com exceção dos pés, eram menos valorizadas".

Já Freyre (2009, p. 105) assinala em relação ao ideal de beleza tradicionalmente vigente na sociedade brasileira:

> *Não é insignificante o fato de a palavra cadeiras ter se tornado, em língua portuguesa, sinônimo de ancas, com a mulher descadeirada sendo olhada como deficiente de corpo.*

E acrescenta: "Da mulher ibérica, pode-se acentuar nunca ter sido uma envergonhada de ter protuberâncias. Antes foi sempre dignamente orgulhosa delas" (p. 106).

O ideal, de fato, foi a mulher cheia de corpo, vista como atraente e boa reprodutora, boa para o parto e propícia para o ato sexual. Foi o modelo violão, do qual as vedetes da primeira metade do século XX, as certinhas do Lalau na década de 1960 e tantas outras foram legítimas representantes; modelo bastante distante do ideal de beleza um tanto esquálido que as passarelas passaram a definir como válido, bem como das mulheres um tanto musculosas idealizadas pelas academias.

Já em relação aos homens, o modelo de beleza passou a ser, no século XX, progressivamente associado ao esporte. O homem belo era o que aprimorava o seu corpo através do esporte, ganhando uma resistência física implicitamente associada ao desempenho erótico. Por outro lado, o conceito de aprimoramento, no fim do século XX, foi sendo associado ao conceito de malhação; o corpo malhado, comumente moldado em academias e dotado de músculos, embora de saúde, às vezes, um tanto duvidosa.

O aprimoramento do corpo foi – além da dimensão estética – pensado também em termos higiênicos, com Abreu (2006, p. 78) acentuando o surgimento em Portugal, no final do século XVIII, da procura por

> *uma reforma profunda do corpo, que perpassa não apenas pelas concepções acerca da enfermidade, mas também pela valorização da higiene, da medicina voltada para a família e da educação do corpo.*

E o discurso sobre a higiene se transformaria, no início do século XX, em discurso sobre a eugenia, em relação ao qual Flores (2001, p. 69) salienta:

> *No discurso eugenista, o corpo, como fonte de prazer, é desvalorizado, marcado pela proibição, é fonte de moralização. O corpo higienizado, limpo e bem tratado, não era para o exercício da sedução física.*

A eugenia ganha, com isso, um sentido moralizador e próximo a uma certa concepção médica a respeito do ato sexual, que o vê mais como fonte de problemas do que como fonte de prazer. Por outro lado o ato sexual, quando praticado por marido e mulher, sempre foi envolto em uma aura de pudor que geraria, mais tarde, a expressão papai-mamãe utilizada para defini--lo. Trata-se, no caso, do ato que não permite variantes, que proíbe a adoção de posições que não sejam a posição tradicional, na qual a mulher se limita a receber o homem, e que, na concepção tradicional, ignora o prazer feminino e visa essencialmente à reprodução.

Vainfas (1997c, p. 266) acentua em relação aos relatos inquisitoriais dos atos sexuais: "Os indivíduos 'levantam a camisa', 'abaixam calções', 'arriam fraldas', 'levantam saias', enfim, não se despem completamente". E Ribeiro (2000, p. 83) acentua em relação ao período colonial:

> *Na hora da relação entre os sexos, fechavam as janelas do quarto, deixando-o escuro. A claridade não combinava com a fecundação. As noivas cobriam-se com um lençol que possuía um círculo aberto em cima dos órgãos sexuais. Feito isso, o noivo adentrava o recinto e, sobreposto à sua esposa, copulava.*

Este hábito foi mantido no contexto das relações conjugais, com Del Priore (2011a, p. 41) descrevendo como era a prática sexual habitual entre casados até o início do século XX: "No casamento todo cuidado era pouco. Normas regiam as práticas dos casados. As mulheres levantavam as saias ou as camisas e os homens baixavam as calças e ceroulas". Mas coube à lingerie tornar eróticos tais hábitos, como Del Priore (2011a, p. 109) igualmente assinala: "Graças à *lingerie*, o corpo passou a ser um objeto estético, fonte de desejo e contemplação, não só o santuário de virtudes vitorianas e hipocrisia".

Em uma situação como esta o prazer era reservado aos homens, em atos praticados fora do casamento com mulheres "desonestas" e que, portanto, se prestariam sem problemas a todas as posições e variantes imagináveis. E, ao mesmo tempo, outras formas de contato físico capazes de despertar prazer, como o cafuné, foram desenvolvidas e adotadas, tanto por homens quanto por mulheres. Eram formas que não atuavam, necessariamente, como preliminares do ato sexual, mas que se justificavam como fontes autônomas de prazer corporal: uma sexualidade desvinculada da relação genital.

Câmara Cascudo (1958, p. 65) acentua:

> Ainda é vulgar entre o povo do nordeste brasileiro dizer-se cheiro em vez de beijo. O "cheiro" é uma aspiração delicada junto à epiderme da pessoa, crianças em maioria.

Trata-se, no caso, de um contato antes carinhoso que erótico, ao passo que o cafuné já mesclava carinho e erotismo, ainda que implícito, inconsciente e jamais assumido. Câmara Cascudo (1984, 174) descreve-o e situa-o:

> Pertenço à zona geográfica do cafuné, meu velho conhecido pessoal. O comum é o sono sobrevir depois de uma meia hora de cafunés. O estalo é provocado pela unha do polegar, comumente, ou do mínimo. Se é a vagarosa fricção que agrada aos brasileiros do Norte, homens e mulheres, ou o estalo, não posso decidir-me.

E Freyre (2009, p. 275) acentua:

Embora a moda do cafuné tenha vigorado, principalmente, através de especial relacionamento de mucama com senhor deitado em rede, teve outras expressões no Brasil: o cafuné dado em mãe por filha; por neta, em avô. O cafuné acompanhado de carinho de pessoa jovem por pessoa querida, a tornar-se idosa, ao tirar-lhe os primeiros cabelos brancos.

No caso, o cafuné é uma forma de carinho familiar, mas na relação da mucama com o senhor o sentido erótico do gesto era evidente, sendo mais evidente ainda no cafuné que a mucama proporcionava à senhora: simulacro de uma relação homossexual na qual a esposa do senhor obtinha um prazer que este lhe negava. E Gilberto Freyre (1977, v. II, p. 469) ainda assinala:

E como o cerimonial do cafuné, o do banho do rio pode ter oferecido às senhoras mais comprimidas pelo despotismo masculino, oportunidades para a prática se não de atos, de aproximações ou simulações de atos lésbicos, compensadores dos normalmente heterossexuais, de prática às vezes difícil.

Mas, e quando o homem – senhor ou não – se via impossibilitado de consumar o ato sexual? Aí surgia o fantasma da impotência, terror e vexame supremo do macho brasileiro.

Toda uma farmacopeia de predecessores do Viagra foi utilizada nestas situações, e Gil Vicente (1951, v. V, p. 156) já acentua em *O Velho da Horta*:

> *Agora co'as ervas novas*
> *vos tornastes vós garanhão.*

Da mesma forma o tabaco, segundo Carneiro (2005, p. 86),

> *era associado à incontinência sexual, considerado afrodisíaco, e o cachimbo tornou-se uma das representações mais típicas como símbolo sexual no amplo e variado repertório pictórico da vida cotidiana e das naturezas-mortas dedicado ao tabaco.*

Já em relação ao chocolate, Carneiro (2005, p. 101) assinala: "Sua reputação de substância quente, e, portanto afrodisíaca, tornava-o inadequado para crianças, interditadas do seu consumo pelos médicos". E, por fim, ele assinala em relação às cantáridas:

> *Pequeno inseto coleóptero (um tipo de besouro, Lytta vesicatoria) considerado afrodisíaco quando ingerido, é, na verdade, um irritante geniturinário, o que não o impediu de ser reputado por muitos séculos como um tradicional estímulo venéreo.* (p. 139)

A perda da potência estava associada, ainda, a determinadas crenças. Assim, a perda do cabelo era associada à idade, mas era associada também à perda da potência sexual. Acreditava-se, igualmente, que a perda do polegar por parte do homem faria com que ele perdesse a força física e sexual. E acreditava-se, por fim, na ação debilitante de procedimentos mágicos, bem como em sua ação revigorante, quando fosse o caso.

E a potência sexual estava associada também ao tamanho do pênis, embora não apenas ela. Afinal, o pênis grande era visto como requisito para a adequada capacidade de procriação, o que gerou, por exemplo, um comportamento descrito por Gilberto Freyre (1959a, p. 194):

> *Daí ter havido entre os mesmos senhores patriarcais quem não desse filha em casamento – que dentro do sistema patriarcal significava principalmente filhos, procriação, descendência – sem antes convidar o genro a banho de rio ou de queda de água, onde o macho era, sem o saber, examinado daquele ponto rudimentar e talvez até anticientífico.*

E a impotência era ainda, no período colonial, motivo reconhecido pela Igreja para a dissolução do matrimônio; motivo reconhecido como tal, em 1720, pelas Constituições Primeiras do Arcebispado da Bahia. E Silva (1998, p. 267) menciona um pedido de anulação feito por uma esposa em 1798 em São Paulo, afirmando:

> *Ela sabia que, pelo Direito, bastava esperar três anos para se caracterizar uma impotência perpétua e ela esperara mais do que isso. É certo que o marido*

*tinha "alguma ereção genital", mas ela não era sufi-
ciente para a "consumação matrimonial". Pretendia
que o matrimônio fosse anulado, ficando ela livre para
contrair segundas núpcias.*

Mas também o homem poderia alegar a existência de problemas sexuais por parte da mulher para
pedir a anulação do vínculo conjugal. Assim, Campos
(1994, p. 102) acentua em relação a São Paulo colonial:

*Alguns homens justificam o abandono de ser-
viços de cama alegando doença da mulher: achaques
contínuos, dores em todo o ventre, especialmente na
madre (útero), o que as impossibilitavam de "supor-
tar varão".*

Anatemizada na América Portuguesa pelo discurso religioso, a impotência, no século XIX, seria vista
como fonte de malefícios pelo discurso médico, o que
Del Priore (2011a, p. 100) salienta:

*O tema da reprodução se encontra presente em
muitos trabalhos científicos e debates intelectuais do
século XIX. E, de acordo com cientistas, a inação dos
órgãos sexuais podia trazer uma série de doenças como
a ninfomania, a erotomania, a catalepsia e a insônia.*

E outras doenças ligadas à sexualidade são igualmente mencionadas pela autora, que as descreve.

Outras 'doenças' sexuais também fazem sua aparição. A "erotomania" ou a "melancolia amorosa", mal moderno a atingir homens e mulheres obcecados com questões de virilidade e fecundidade, era combatida com sangrias copiosas, realizadas nos braços, nos pés ou atrás das orelhas. (DEL PRIORE, 2001, p. 104)

No século XIX, afinal, todo um discurso médico seria construído a respeito da sexualidade.

Os discursos sobre a sexualidade, que haviam até então sido elaborados predominantemente no terreno da moral e da religião, foram progressivamente, ao longo do século XIX, sendo apropriados por médicos que elaboraram uma forma específica de conhecimento voltado agora para o corpo e não mais para a alma, ou seja, buscando o tratamento do corpo a partir de remédios e terapias sexuais, e não mais a salvação da alma a partir de comportamentos mais ou menos ascéticos.

A consolidação do discurso médico sobre a sexualidade caminhou a par com a consolidação da própria figura do médico como profissional credenciado a atender seus clientes com problemas nesta área, o que, por sua vez, gerou resistências, principalmente quando era de suas clientes que se tratava. Marques (2005, p. 38) descreve como se deu o processo:

De um lado, temos um médico, um estranho no seio familiar, com um saber que ainda carecia de credibilidade e que, talvez por isso, só era chamado em último caso; do outro, o pai ou marido, que concentrava enorme poder dentro da estrutura familiar, determinando o certo e o errado, o bom e o mau. Em meio a tudo isso, uma mulher coberta pelo recato e pelo decoro, que deveria ser resguardada para as tarefas de esposa.

Se, por outro lado, a atuação da Igreja no terreno da sexualidade tinha um propósito moralizador e salvífico, a atuação da medicina tinha um propósito moralizador e normatizador. Caberia à medicina a produção de um novo homem, higiênico e produtivo, voltado para a ordem e salvo por esta, vivendo sua sexualidade de forma responsável, sem se deixar levar desordenadamente pelos prazeres do corpo, mas, pelo contrário, sabendo subordiná-los às necessidades da ordem social e aos imperativos de ordem médica. Nesse sentido, tanto o discurso médico quanto o discurso religioso eram discursos ordenadores.

E eram, igualmente, discursos moralizadores, apontando para os riscos da devassidão, da dissolução dos costumes, da inexistência de um ordenamento moral capaz de impor freios ao desejo sexual, dos riscos do comportamento sexual desenfreado e, portanto, anômico. O que o discurso médico via como perigo supremo, em síntese, era a sexualidade livre de mecanismos repressores, e nisto, ela pouco mais fez que adaptar os fundamentos do discurso religioso.

Com isso, a medicina tratou de alertar para as fontes de desvio sexual e dissolução moral – masturbação, prostituição, homossexualismo, entre outras – e buscou combater o vício, ou o que era visto como tal. E, com isso, ainda, ele terminou por se alinhar com o puritanismo do discurso vigente, reforçando-o com seus argumentos e estruturando seu discurso a partir dele.

Em relação à masturbação, por exemplo, Costa (1989, p. 187) acentua: "A masturbação era tida como causa dos mais diversos males, e os médicos não poupavam esforços para apresentá-la sob as cores mais negras". No caso, os riscos já denunciados pela Igreja são igualmente denunciados pelos médicos; a diferença é que perante a Igreja o que se perde é a alma, ao passo que perante a medicina o que se perde é o corpo.

O discurso médico do século XIX foi, como acentua Rago (1995, p. 84), essencialmente produzido por homens:

> *Enquanto os homens produziram inúmeros tratados científicos, tentando explicar a constituição física e moral das mulheres, entender o funcionamento de sua economia desejante, especificar como, onde e quando elas teriam possibilidades de sentir prazer sexual, tudo indica, pelo menos até o presente estágio das pesquisas históricas, que as mulheres deixaram poucos escritos científicos ou mesmo poéticos, falando de sua sexualidade.*

E Martins (2002, p. 43) descreve a definição de mulher produzida por este discurso:

> *Foram os médicos que, apoiados nas pesquisas biológicas sobre a ovulação e a reprodução construíram uma definição da mulher sustentada no seu ciclo*

de vida reprodutiva ao estabelecer as idades do corpo feminino, os médicos pensaram estar construindo uma definição materialista, fenomenológica da mulher para a qual não havia paralelo com os homens.

Ao mesmo tempo este discurso foi contraditório em relação à sexualidade feminina e em relação ao papel a ser desempenhado pela mulher na família e na sociedade. Por um lado, os médicos preocuparam-se com o prazer sexual feminino e buscaram compreendê-lo, como Esteves (1989, p. 54) acentua:

De uma maneira geral, os médicos do século XIX promoveram a sexualidade feminina, ensinando às mulheres que poderiam ter prazer sexual. Claro que seus objetivos eram de conter a prostituição, diminuir a sífilis e garantir a saúde física e moral das famílias.

E é a preocupação com esta saúde física e moral que se encontra presente quando, em seu manual para as noivas, Almeida (1929, p. 147) define o exame médico pré-nupcial como

medida eugênica indiscutível, principalmente entre nós, onde este assunto encontra empecilhos decorrentes de um sentimentalismo que é, ainda hoje, um dos maiores baluartes opostos às novas ciências sociais.

O que se busca, no caso, é enquadrar o matrimônio sob a ótica de uma perspectiva científica, ao mesmo tempo médica e sociológica, mas herdeira, ao mesmo tempo, da antiga obsessão com a virgindade.

Por outro lado, tanto a medicina quanto a religião preocuparam-se em moldar o comportamento feminino, direcionando-o para a reprodução e buscando situar a mulher no recinto do lar, onde ela estaria protegida dos males vinculados à sexualidade presente nas ruas, onde habitava a prostituta: a inimiga da moralidade e da saúde tanto aos olhos do sacerdote quanto aos olhos do médico. Nas ruas, afinal, a prostituição e seus perigos aguardava a mulher, e Esteves (2009, p. 129) acentua em relação ao discurso médico produzido em Portugal na segunda metade do século XIX: "A prostituição é apontada como uma das principais responsáveis pela participação da mulher no universo da criminalidade". Mas este é um argumento reproduzido também em terras brasileiras.

Os diversos tratamentos de doenças venéreas misturaram, por sua vez, crenças populares e argumentos médicos, sendo travada, então, uma luta pelo domínio do campo do tratamento da sexualidade, e luta que se deu a partir de diversos aspectos, abrangendo os remédios a serem utilizados, os tratamentos a serem empregados e as pessoas – profissionais ou leigos, chamados pelos primeiros de curandeiros – aptas a ministrá-los. A luta terminou, evidentemente, com a vitória jurídica dos médicos, com o chamado curandeirismo sendo nomeado como tal e sendo criminalizado a partir do triunfo jurídico e simbólico da medicina. Mas as crenças populares e os remédios e tratamentos a elas vinculados jamais perderiam de todo o seu terreno.

Tal luta ganha um certo ar nacionalista quando vemos que, no fim do século XIX, segundo Freyre (1959b, v. I, p. xxxi),

> *não foi pequeno o combate entre os remédios da terra e os europeus para o tratamento de doenças que, embora chamadas "secretas", figuraram com notável destaque nos jornais da época.*

E a constatação da existência desta luta não pode deixar em segundo plano, ainda, o fato de haver, principalmente até o século XVIII, uma distinção pouco nítida entre ambas as esferas, com a população – principalmente a população rural – buscando seus próprios meios de tratamento, alguns bem pouco ortodoxos. Assim, Câmara Cascudo (1984, p. 485) menciona "a preocupação de ser curada a gonorreia transmitindo-a a uma mulher em união carnal e com maior probabilidade de êxito, desvirginando-a, estuprando-a". E Câmara Cascudo (1984, p. 123) ainda assinala:

> *Para o interior do Brasil a cópula com animais é raramente uma depravação genesíaca. Quase sempre é o uso de uma tradição terapêutica. Teimosamente defendida e secreta. As afecções venéreas, dizem, transmitem-se ao animal que serve de fêmea, pela emissão do esperma.*

Das doenças venéreas existentes nenhuma foi tão terrível em seus efeitos e em suas consequências quanto a sífilis, causando um efeito igualmente devastador na América Espanhola e na América Portuguesa. Nas tropas espanholas presentes na América, segundo Fernández (1992, p. 268), a sífilis e as demais doenças venéreas foram, depois da tuberculose, o principal gerador de baixas entre os soldados. E Vainfas (2000a, p. 364) acentua em relação à América Portuguesa:

> *Entre as fontes que permitem flagrar mais de perto os estragos usados pela sífilis desde o século XVI, encontram-se alguns processos inquisitoriais. Processos que envolvem condenados por crimes diversos que solicitaram comutação de sentença por estarem "galicados" e incapazes de servirem nas galés.*

Já em relação ao Império, relatos de alguns viajantes permitem constatar a manutenção do problema. Segundo Barreiro (2002, p. 57),

> *as referências de Saint-Hilaire à depravação sexual são obsessivamente frequentes, mencionando sua existência na igreja, entre os padres, bem como nas tabernas, feiras e pousadas.*

E no âmbito destas referências temos a menção às doenças venéreas, especialmente a sífilis.

Dessa forma, segundo Saint-Hilaire (1974b, p. 31), "o grande número de doenças venéreas, que ocorrem aqui como no resto do Brasil, explica-se pela libertinagem a que todas as classes da sociedade se entregam exageradamente". E mencionando o que chamam de "incrível difusão da sífilis", Spix e Martius (1938, v. I, p. 281) acentuam:

> *Estas tristes condições, que são a mancha mais sombria na pintura do caráter brasileiro, ainda mais se agravaram pelo grande número de escravas e concubinas* (mulheres de cama) *manteúdas, com as quais em geral se rebaixam os mestiços de ambas as raças.*

Em ambas as descrições, portanto, a difusão da sífilis ganha um sentido identitário, estando relacionada à libertinagem do brasileiro; ao que era visto como sendo a imoralidade intrínseca ao seu caráter.

CAPÍTULO 2

HOMOSSEXUALISMO E PROSTITUIÇÃO: COMPORTAMENTOS DESVIANTES

GAYS E LÉSBICAS: PUNIÇÕES E TRANSAÇÕES

O homossexualismo na América Portuguesa foi vivido, assim como as relações heterossexuais, sob o signo da dominação, com o senhor impondo sua vontade perante os escravos, que se transformavam em seus objetos de desejo. Mas – e da mesma forma que em relação ao heterossexualismo – apenas a dominação não é capaz de explicar a ampla gama de relações homossexuais estabelecidas no período, uma vez que ciúmes e seduções também pontuaram o universo das vivências homossexuais, mesmo quando tais relações envolviam dominantes e dominados.

O homossexualismo, segundo Mott (1985, p. 104), encontrou terreno fértil em terras brasileiras, com o autor assinalando:

> *Praticado livremente pelos brasis autóctones e pelos africanos que para cá vieram trazidos, praticado clandestinamente em Portugal pelos lusitanos, mouros e judeus, o homossexualismo encontrou no Brasil quinhentista condições as mais favoráveis para seu florescimento.*

E Mott (2009, p. 54) ainda acentua:

> *Não só as naus das Índias, mas também nobres espaços vinculados aos negócios do Oriente servem de nicho para encontros homoeróticos de fanchonos lusitanos mais afoitos.*

Da mesma forma, Mott (2005, p. 47) salienta:

> *De acordo com a palavra de um sodomita que servia como soldado em Angola em meados do século XVII: "com uma peroleira de vinho e uma botija de aguardente fazia dos rapazes o que quisesse porque o vinho e a aguardente fazem perder o juízo".*

O que temos aqui é a descrição de uma estratégia de sedução a exemplificar a relativa abundância e facilidade que teria caracterizado as relações homossexuais entre brancos e negros no contexto da escravidão, bem como a liberdade que os africanos se concediam no momento de se entregarem a estes relacionamentos.

Outros autores, contudo, buscam relativizar a situação de permissividade em relação ao homossexualismo entre os escravos, tal como descrita por Mott. Assim, Sweet (2007, p. 72) acentua:

> No Brasil, dos 85 "sodomitas" que compareceram perante a Inquisição durante o período 1591-1769, apenas 23 eram africanos. E destes 23, poucos casos contêm as informações necessárias acerca dos comportamentos homossexuais entre africanos no Brasil.

O que o autor aponta, no caso, é a escassez de dados que permitam definir a existência desta permissividade.

O que fica claro nas relações homossexuais entre escravos e senhores, de qualquer forma, é o fato de estas relações não ficarem restritas ao âmbito da simples dominação, uma vez que tais relações foram baseadas também na sedução e na atração mútua, com os escravos, inclusive, sabendo administrar a atração por eles exercida sobre o senhor no sentido de impor a sua vontade, invertendo, com isso, a relação de poder usual e submetendo a partir daí o senhor apaixonado que, mesmo sendo senhor, se via preso nas malhas da paixão.

Mas, acima destas relações, pairava o aparato repressor representado pelo Santo Ofício, cujas penas poderiam alcançar – e alcançaram – qualquer pessoa envolvida em atos de sodomia – fosse ela homem livre, senhor ou escravo.

A Igreja sempre se obstinou em combater a prática homossexual, inicialmente entre os índios e, mais tarde, no seio de toda a população que habitava a América Portuguesa, com Leite (1938, v. II, p. 76) mencionando um episódio ocorrido em uma aldeia jesuítica, que ele supõe pelos adjetivos da descrição se referir ao "vício nefando", no qual o réu foi condenado a ser enterrado vivo. E assinalando:

> *Aberta a cova, procedia-se já aos preparativos imediatos quando o Ir. Pero Correias, que estava no segredo da simulação do castigo, intercedeu junto de Nóbrega, alcançando naturalmente o perdão. O delinquente apanhou apenas o susto, forte sem dúvida, mas ficou com a vida e a liberdade.*

A punição, aqui, visava antes ao susto que ao castigo efetivo, mas a legislação colonial feita tanto pela Coroa quanto pela igreja já previa a aplicação de penas substantivas. E não apenas o ato homossexual, mas qualquer comportamento passível de embaralhar a distribuição usual de papéis entre homens e mulheres seria passível de punição, como lemos, por exemplo, nas *Ordenações Filipinas* (LARA, 1999, p. 142):

Defendemos que nenhum homem se vista nem ande em trajes de mulher, nem mulher em trajes de homem, nem isso mesmo ande com máscaras, salvo se for para festas ou jogos que se houverem de fazer fora das igrejas ou procissões.

Mas, quando o ato homossexual – a sodomia – era descoberta, a pena a ser aplicada era a morte do sodomita, como lemos ainda nas *Ordenações Filipinas* (LARA, 1999, p. 91):

Toda a pessoa, de qualquer qualidade que seja, que pecado de sodomia por qualquer maneira cometer, seja queimado e feito por fogo em pó, para que nunca de seu corpo e sepultura possa haver memória, e todos seus bens sejam confiscados para a Coroa de nossos reinos, posto que tenha descendentes; pelo mesmo caso, seus filhos e netos ficados infames e inábeis, assim como os daqueles que cometem crime de lesa-majestade.

Além da morte, portanto, era a infâmia – e a infâmia póstuma – o castigo reservado aos sodomitas. Determinados direitos que eram reservados a outros criminosos eram ainda negados a eles, o que Bellini (1987, p. 77) acentua:

A partir de 1436 foi proibido aos sodomitas gozar imunidade nos coutos de homiziados – lugares onde se

115

podiam asilar criminosos, sem que sobre eles recaísse
a justiça do rei de Portugal, do Algarve e de Ceuta.

Mas, por outro lado, mudanças na legislação buscaram atenuar o processo que levava à condenação dos culpados, fazendo com que a perseguição aos sodomitas passasse por um progressivo abrandamento. Assim, Vainfas (1987, p. 237) assinala:

> *No tocante à prova judiciária da sodomia, a legislação brasileira limitava-se, no século XVI, a exigir duas testemunhas, ainda que para diferentes atos – bastando dois, um denunciante para cada ato. Já o Regimento de 1640, mais criterioso, só julgava "convicto nefando" o que tivesse cometido dois atos consumados.*

A Coroa, em Portugal, já punia a sodomia antes que o Santo Ofício a considerasse como pecado a ser abarcado em sua jurisdição, mas, quando isso ocorreu, seu Tribunal se transformou no principal espaço para a punição do chamado ato nefando. Em 1646, o Conselho Geral do Santo Ofício (*apud* VAINFAS, 1987, p. 248) definiu a sodomia como um crime

> *gravíssimo e de tal qualidade que houve quem afirmasse com tão grande fundamento que quem cometia era suspeito na fé... e tão contagioso que mostra a experiência, pois em breve tempo infecciona não só as casas e lugares, vilas e cidades, mais ainda reinos inteiros.*

E enquanto a Inquisição agiu em Portugal, segundo Mott (2001, p. 192),

> *4.419 homens, rapazes e meninos foram denunciados por diferentes práticas homoeróticas, cujos nomes e identidades permanecem registrados nos volumosos Cadernos e Repertórios do Nefando, no Arquivo da Torre do Tombo, em Lisboa.*

O Santo Ofício foi democrático em sua atuação, no sentido de ter perseguido e punido tantos os membros das elites – governantes e senhores de engenho – quanto os desclassificados da sociedade colonial, desde que o comportamento destes membros das elites desse margem a acusações que se enquadrassem nos termos dos tribunais da Inquisição. Desta forma, o comportamento de Diogo Botelho, oitavo governador-geral do Brasil, cargo por ele ocupado até 1607, é assim descrito por Hermann (2002, p. 185):

> *Apesar de celebrado pelo apoio aos jesuítas, foi denunciado por um ex-pajem na segunda visitação do Santo Ofício ao Brasil, em 1618, como praticante de sodomias. Ficou afamado pelas orgias "nefandas" que promovia no tempo de governo, sodomizando funcionários da administração pública, criados e filhos de guardas.*

E as acusações, ainda, incidiram principalmente sobre os detentores de posses, com Mott (1986, p. 29), explicando os motivos desta maior incidência:

As Ordenações Manuelinas ordenavam que 1/3 dos bens dos sodomitas deveriam reverter para quem os denunciasse ao Santo Ofício, de sorte que a condição de despossuídos e a indigência dos negros e índios tornava-os presas menos interessantes do que os sodomitas brancos afazendados, daí serem menos denunciados.

As acusações, por outro lado, segundo Vainfas (2000d, p. 120), pesaram principalmente sobre os acusados do sexo masculino:

O Regimento de 1640, que tratou exaustivamente do assunto, sugere com absoluta nitidez que o Santo Ofício visava sobretudo os homens que praticavam a sodomia. E, acrescente-se, tinha como alvo não qualquer praticante eventual desses atos e relações, senão os contumazes e escandalosos, isto é, aqueles que em sua conduta pública ostentavam a preferência sexual proibida, desafiando os valores da comunidade e as ameaças do Santo Ofício.

Mas tampouco o lesbianismo foi um comportamento que passou em branco perante a perseguição exercida pelo Santo Ofício, com Araújo (1997, p. 67) acentuando:

As mulheres que tinham comportamento desviante deviam saber que corriam o risco de severa punição. É fato que no Brasil colonial nenhuma fora queimada e feita "fogo em pó", conforme queria a legislação civil.

Aqui elas foram ameaçadas, repreendidas, sujeitas a penitências espirituais.

Araújo (1993, p. 221) descreve, ainda, o comportamento específico destas mulheres, no que tange à sociedade baiana:

Em Salvador, na última década do século XVI, nas confissões feitas ao inquisidor Heitor Furtado de Mendonça, aparecem 29 mulheres envolvidas em relações homossexuais. Salvo duas viúvas, eram então quase todas casadas.

E Vainfas (2000c, p. 235) acentua em relação a uma das acusadas de lesbianismo pela Inquisição:

Convicta de suas preferências, Filipa de Sousa não fez como as demais mulheres que, diante do visitador inquisitorial, renegaram seus atos, mostraram-se arrependidas ou atribuíram seus desejos a fragilidades momentâneas. Filipa ousou dizer que "namorava e tinha damas" pelo "grande amor e afeição sexual" que sentia ao vê-las. Foi por isto condenada a receber açoites pelas ruas de Salvador e ao degredo perpétuo para fora da capitania.

No século XIX, o homossexualismo ganhou novos perfis, com Gilberto Freyre (1977, v. I, p. 159) mencionando um deles:

Considerável chegou a ser no Rio de Janeiro da primeira metade do século XIX a pederastia; especialmente no baixo comércio: entre aqueles portugueses que viviam vida um tanto à parte e, por economia, serviam-se de caixeiros, em vez de mulheres, para acalmar seus ímpetos sexuais.

E ao lado destas transformações, evidentemente, o estigma prosseguiu. "Prevenir" o surgimento do homossexualismo tornou-se preocupação dos pais, manter os homossexuais em seus guetos e ao mesmo tempo discriminá-los por ali permanecerem tornou-se a obsessão de diferentes setores da sociedade. E diferentes estereótipos foram sucessivamente aplicados aos homossexuais, que eram descritos, às vezes, como efeminados e, portanto, dignos de desprezo, às vezes como violentos e, portanto, merecedores de isolamento e punição. Engel (2008, p. 178) acentua:

Os assassinatos violentos, em fins da década de 1920, atribuídos a Febrônio Índio do Amaral e a J. A. Amaral (o Preto Amaral), ambos de ascendência africana e identificados como homossexuais e portadores de "distúrbios mentais", desempenharam papel preponderante na incorporação plena da homossexualidade como objeto médico-psiquiátrico e criminológico, alimentando as controvérsias em torno de suas causas determinantes e das estratégias de tratamento e controle ou repressão mais adequadas.

E esta foi apenas uma das diversas mutações históricas da homofobia.

A PROSTITUIÇÃO SOB O SIGNO DA MULATA

Bernand e Gruzinski (2006, p. 318) acentuam em relação à prostituição na cidade do México no século XVIII:

> Quanto à prostituição clássica, ela parece ainda se limitar às mulheres espanholas, as únicas cujo corpo era suscetível de ser vendido, cuja companhia apagava a nostalgia dos bordéis andaluzes.

Índias, escravas e mestiças permaneciam à margem da profissão, portanto, da mesma forma que a prostituição no Brasil Holandês se alimentou da importação de mulheres provenientes da Holanda, e não da atividade profissional das nativas e africanas.

Já na América Portuguesa o plantel de prostitutas disponíveis era formado principalmente por escravas, libertas e nativas, o que não significa, porém, que não tenha se dado desde o início da colonização o embarque de prostitutas que de Portugal vinham tentar a sorte em terras coloniais. E, em relação a estes embarques, Araújo (1993, p. 163) acentua:

> Em 1709 dom João V dizia "ter notícia de que nos navios que estão de partida para os portos das conquistas vai muita quantidade de mulheres de errada e licenciosa vida'" e por isso ordenava que "fossem notificados os mestres das embarcações que agora vão,

não levassem nela mulheres que se conheçam seja de mau procedimento".

Mas foi majoritariamente a mão de obra local ou proveniente da África que se prestou a atender à demanda dos colonos.

Já em relação ao Brasil Holandês, Mello (1987, p. 124) acentua:

Para satisfazer a flamengos menos propensos a exotismos, veio da Holanda um número considerável de prostitutas, que surgem constantemente nos documentos de então como "mulheres fáceis".

E acrescenta: "Os predicantes calvinistas não se cansavam de solicitar medidas contra a entrada de tais mulheres vindas da Holanda" (p. 125). E também o governo holandês, segundo Rodrigues e Ribeiro (1940, p. 337), "foi sempre contra esse tráfico de mulheres da vida".

Mas as críticas governamentais e eclesiásticas não impediram que o tráfico de mulheres prosperasse enquanto durou a ocupação holandesa, gerando episódios tais como o mencionado por Watjen (1938, p. 395), que menciona um documento publicado em 1635 pelo Conselho Público no qual é destacado o comportamento escandaloso de uma prostituta embarcada para o Recife, e no qual lemos:

> *Pedimos, portanto, encarecidamente, que por ocasião do embarque seja examinado com mais cuidado que espécie de gente pretende viajar para a Nova Holanda. A nossa impressão é, francamente, que a Metrópole considera o Brasil como uma cloaca destinada a receber toda a sua imundície.*

Já na América Portuguesa, as prostitutas foram majoritariamente mestiças e negras pobres, ou escravas obrigadas por seus senhores a exercer a profissão, com a remuneração, evidentemente, sendo embolsada parcialmente por eles, com Algranti (1996, p. 203) acentuando em relação aos escravos no período colonial:

> *Homens ou mulheres dedicavam-se a arrecadar a quantia estabelecida na esperança de poderem guardar a diferença para si. A prostituição era também uma forma das escravas aumentarem o seu "pecúlio" ou de completarem o valor exigido pelos senhores.*

Já Nuno Marques Pereira (1939, p. 160), escrevendo no século XVIII, descreve como as proprietárias obrigavam as escravas a se prostituírem:

> *As obrigam que ganhem pelo pecado para se vestirem; além do mais, que deixou de publicar, porque não é para proferir entre gentes que presumem o estado de honradas.*

Mas havia, ainda, outras modalidades de relacionamento entre senhores e escravas que se prostituíam, com Figueiredo (1993, p. 106) acentuando a existência de uma destas:

> *Inúmeras denúncias retratavam ainda a existência de "consentidores", proprietários que atenuavam a vigilância sobre a conduta sexual de suas escravas, permitindo-lhes encontros amorosos sem necessariamente objetivarem rendimentos ou qualquer outras compensações.*

Mas a opção pela prostituição poderia fazer também com que a escrava pudesse, enfim, adquirir um pecúlio que lhe permitisse comprar sua alforria. Assim, Cowling (2006, p. 166) acentua:

> *A incidência de mulheres que compraram sua liberdade é maior do que a de mulheres alforriadas por gratidão ou por envolvimento sexual com seus senhores.*

E, entre estas mulheres, certamente se encontravam as prostitutas.

A opção pela prostituição poderia estar vinculada também à perda da honra, o que Mott (1988, p. 59) acentua em relação ao período colonial:

> *Muitas e muitas negras e mulatas adolescentes tendo sido "desonradas" ou "desonestadas" viviam da prostituição, prática corrente nalgumas sociedades africanas,*

mas que no Novo Mundo se amplia adquirindo conotação muito mais cruel e espoliativa em decorrência da própria estratificação estamental de nossa sociedade escravista.

Os motivos, enfim, eram vários, e a situação existente nas Minas setecentistas, sem deixar de lado a especificidade do território, ajuda a iluminar o contexto mais amplo.

Havia em relação a Minas, no século XVIII, a característica desproporção entre o relativamente pequeno número de mulheres e o grande número de homens que sempre tendem a correr para regiões de mineração, o que tornava a prostituição uma atividade de primeira necessidade para atender à libido da população. Com isso, escravas e mulheres livres encontravam uma vasta e sequiosa clientela, o que tornava a prostituição uma opção lucrativa e, no contexto da época, quase natural.

Em Minas, a clientela era composta tanto por escravos quanto por homens livres e as vendas tornaram-se locais preferenciais para a atividade das prostitutas. Por sua vez, as negras de tabuleiro que vendiam seus produtos nas ruas frequentemente vendiam também seus corpos, tendo como clientes, nas zonas de mineração, tanto os homens livres quanto os escravos.

Em relação às vendas existentes em Vila Rica temos a menção, feita em 1720, ao

comércio abominável, trato vil e ganho ilícito dos braços, que nelas punham, ou para melhor dizer, expunham, negras gentes, para mais pronta saída, fácil consumo dos seus efeitos, e segura atração dos negros, que até para as suas obscenidades ali achavam asseadas camas. (SOUZA, 1994c, p. 73)

E Figueiredo (1997b, p. 150) acentua:

Em razão dos constantes julgamentos realizados por um pequeno tribunal itinerante organizado pelo bispado em várias cidades mineiras, os visitadores eclesiásticos tropeçariam em mulheres vendeiras que travestiam a atividade comercial em prostituição em seus estabelecimentos.

Mas poderia acontecer também que mulheres que atuavam como comerciantes, seja de forma fixa, seja vendendo seus produtos nas ruas, tivessem que complementar seus ganhos com a renda oriunda de uma prostituição mais ou menos eventual devido à miséria em que viviam, motivada pelo baixo rendimento de suas atividades. No caso, a própria definição de prostituta tornava-se ambígua, uma vez que esta não era a profissão declarada e podia nem ser a profissão usual destas mulheres.

E poderia acontecer igualmente de mulheres que, por um motivo ou por outro se viram imersas na miséria, optassem pelo aluguel de seu domicílio para encontros amorosos, o que levava com frequência à prostituição da proprietária como um segundo passo deste processo. Em todas estas situações temos a miséria como fundamento da prostituição, sendo que também as filhas poderiam ser utilizadas por estas mulheres, sendo igualmente mergulhadas na prostituição para, com isso, consolidar a renda familiar.

Mas, quando isso não acontecia, o destino majoritário destas crianças era a roda, como Faria (2010, p. 93) acentua em relação às libertas que se prostituíam:

> Sintomático foi o fato de que a esmagadora maioria delas não tinha filhos declarados em seus testamentos. Sugeri que elas detinham conhecimentos anticoncepcionais adequados ou que praticavam o infanticídio. Uma das possibilidades que agora avento, incluindo as duas anteriores, é a de que muitas decidiam expor o resultado de seu trabalho – o filho – na roda.

Figueiredo (1993, p. 78) acentua a existência, nas Minas Setecentistas, de

> um excessivo fiscalismo a obrigar parcelas consideráveis das mulheres mulatas e negras libertas (forras) a utilizar o expediente da prostituição para pagar ao Estado o tributo devido.

E acrescenta:

> A pesada carga tributária que incidia sobre a população mineira contribuiu não só como importante fator de empobrecimento das camadas sociais despossuídas,

mas, no caso das mulheres forras, tornou o meretrício uma prática quase inevitável. (p. 85)

O fiscalismo opressivo da Coroa estaria, portanto, na origem da miséria em que viviam estas mulheres e de sua consequente opção pela prostituição, mas tal quadro não é suficiente para explicar o luxo – ainda que efêmero, como é natural da profissão – no qual diversas prostitutas viviam nas cidades mineiras e que elas ostentavam publicamente, para escândalo das autoridades e da Igreja.

Assim, Silveira (1997, p. 68) menciona "um bando de 2 de dezembro de 1733, destinado ao Distrito Diamantino", no qual lemos a menção a um

> *grande número de mulheres desonestas, que habitam no mesmo arraial com vida tão dissoluta e escandalosa, que não se contentando de andarem com cadeiras e serpentinas acompanhadas de escravos, se atrevem irreverentemente a entrar na casa de Deus com vestidos ricos e pomposos, e totalmente alheios e impróprios de sua condição.*

A prostituição de escravas, por fim, manteve-se durante o Império e, em relação ao período, Silva (1988, p. 123) acentua:

> *A prostituição das escravas tomou vulto a partir de 1860. O contingente de negras que se prostituíam pelas ruas do Rio tornou-se tão grande que em 1867 o chefe de*

polícia, Conselheiro Luiz de Paiva Teixeira, representou à Câmara Municipal no sentido de criação de postura na qual se estabelecessem penalidades para os senhores ou alugadores de escravos que as aplicassem neste mister.

Em Minas Gerais, da mesma forma, continuou sendo registrada, principalmente pelos viajantes que percorreram a província ao longo do século XIX, a existência de altos índices de prostituição.

Percorrendo a província em meados do século XIX, Burton (1976, p. 335) acentua:

> *Desapareceu hoje a extrema disseminação da prostituição profissional nas cidades do interior do Brasil, tal como descrita pelos viajantes, antes de 1820, e que deu origem ao provérbio: "Mulher e cachaça, em toda parte se acha".*

Mas ele, em outro trecho, afirma precisamente o contrário. Assim, escrevendo na mesma época, Burton (1977, p. 18) assinala em relação à província de Minas Gerais:

> *A se julgar pelas ruas, a prostituição é a atividade mais florescente; asseguraram-me, porém, que, nesse ponto, Santa Luzia não pode competir com Curvelo, cidade situada mais ao norte, a dez léguas da artéria principal.*

Mas foi Barbacena que, ao longo do século XIX, tornou-se famosa entre as cidades mineiras pelos seus prostíbulos, com Maxwell (1985, p. 109) mencionando "Igreja Nova (hoje em dia Barbacena), local afamado por suas muitas e persistentes prostitutas mulatas". E percorrendo Minas Gerais no início do século XIX, Matos (2004, v. I, p. 25) assinala em relação à Barbacena:

> É incomparável o número de moças galhofeiras que povoam os ranchos desta vila; sitiam, combatem, vencem e despojam os desgraçados tropeiros, arreadores, tocadores, e os mesmos passageiros. Esta milícia de Vênus conta pela maior parte de raparigas pardas e pretas que, durante a noite, em completa bacanália, não saem dos infernais batuques com que divertem e limpam as algibeiras dos desgraçados a quem pescaram.

Da mesma forma, percorrendo o interior de Minas Gerais em meados do século XIX, Burmeister (1952, p. 176) acentua:

> Deve-se notar que não existe nenhuma localidade de tamanho regular onde não haja uma casa de tolerância, onde as mulheres exercem sua profissão sem constrangimento algum e mesmo sob a aprovação geral, chegando à afronta de se apresentarem aos viajantes que passam pela localidade.

E, hospedando-se no sul de Minas em 1916, Lima Barreto (1956. v. I, p. 105) afirma:

> Esta cidade de Ouro Fino é curiosa. Terá quando muito cinco mil habitantes, a cidade, e entre essa pequena população, avalia-se o número de mulheres públicas em cerca de quatrocentas a quinhentas, perto da décima parte. Por aí pode-se avaliar a austeridade dos costumes mineiros.

Não se trata, é claro, de pensar Minas Gerais como um território no qual a prostituição tenha florescido de forma mais acentuada do que em outras regiões do Brasil, mas apenas tomá-lo como exemplo, pelo contrário, de como a prostituição manteve-se como uma prática disseminada pelo interior do Brasil depois do período colonial, embora a chegada de prostitutas estrangeiras ainda não tenha sido iniciada. Vivia-se, ainda, sob o signo da mulata.

Mas já havia, por outro lado, uma nítida distinção entre o alto meretrício, que vivia e trabalhava em sobrados e atendia a uma clientela de alto poder aquisitivo – as prostitutas brancas e refinadas retratadas por José de Alencar – e as prostitutas pobres, normalmente negras ou mulatas, que viviam em rótulas ou casebres e buscavam seus clientes inclusive nas ruas; o tipo de prostituta retratada por Machado de Assis em *Noite de almirante*, a receber marinheiros desgarrados.

Mas também as negras poderiam viver como prostitutas de luxo, como Rios Filho (2000, p. 71) acentua em relação ao Rio de Janeiro do século XIX:

*As mulheres de vida airada eram negras, mula-
tas, ciganas, saloias e francesas. As negras, geralmente
forras, costumavam vestir-se de preto, possuindo, às
vezes, não poucas serviçais, que as acompanhavam
quando saíam à rua. Outras usavam joias de grande
custo e se faziam transportar em cadeirinhas próprias.*

Já em relação a São Paulo, Hilário Tácito (1997,
p. 74), em seu romance sobre a prostituição paulistana
escrito em 1920, assinala:

*De modo que só se mantinha aqui, fixamente,
um meretrício indigente e reles: primeiro, o refugo
das mais esquálidas rameiras que se alapardavam por
uma vielas repugnantes; depois, o elemento nacional,
anarquizado e incompetente; recolhido de preferência
nuns ridículos alcouces provincianos.*

Este, em síntese, era, na perspectiva do autor,
o cenário anterior ao da chegada das francesas, das
judias e das polacas.

E estas eram as herdeiras das prostitutas pobres
cuja presença Saint-Hilaire (1976, p. 137) já assinalava
em São Paulo no início do século XIX:

*As mulheres que dispunham de certas posses,
segundo me informaram durante minha estada em
São Paulo, dedicavam-se a pequenos trabalhos no
interior de suas casas. Bordavam, faziam flores, ao
passo que a maioria das mulheres pobres permanecia*

na ociosidade o dia todo e, ao cair da noite, espalha-vam-se pela cidade para vender os seus encantos, único recurso de que dispunham.

O vínculo entre pobreza e prostituição, evidentemente, jamais desapareceria e, ressaltando-o, *O Dois de Fevereiro* (*apud* ANDREWS, 1998, p. 133), um jornal proletário, escrevia em 1905:

> *É para manter sua subsistência que uma mulher, hoje, se faz prostituta. Para justificar essa nossa observação, basta que se note que a imensa maioria das moradoras dos prostíbulos teve origem humilde, e sofreu, antes da queda, a miséria mais atroz. É a enorme classe proletária que fornece o abastecimento para os lupanares.*

E Rago (1997, p. 598) acentua em relação aos anarquistas:

> *Outra questão controversa, a prostituição, era encarada como um fenômeno decorrente da exploração capitalista, e certamente seria eliminada num mundo fundado na justiça social.*

Mas, apesar da obviedade do vínculo, é importante mencioná-lo, para melhor estabelecer os contrastes e continuidades entre este tipo de prostituição e a nova prostituição – as meretrizes do Alcazar, por exemplo – que iria se consolidar a partir de meados do século XIX.

As prostitutas baratas tinham, ainda, seus códigos de comportamento e de aparência, o que, a respeito do Rio de Janeiro, João do Rio (1997, p. 111) já acentuava:

> *As barregãs das vielas baratas têm sempre um sinalzinho azul na face. É a pacholice, o* grain de beauté, *a gracinha, principalmente para as mulatas e as negras fulas que o consideram o seu maior atrativo.*

E elas tinham seus amores e seu código de honra, reagindo, por exemplo, quando desprezadas, a partir de um comportamento descrito por Câmara Cascudo (1965, p. 112):

> *As mulheres desprezadas fazem tatuar o nome do ingrato no calcanhar, sofrendo o peso do corpo, exposto à poeira e à humilhação. Esse costume ainda vivo no baixo meretrício diz o poder do nome.*

E, por fim, também diversas crianças e adolescentes fizeram desde cedo – desde os primórdios da colonização –, como ainda fazem hoje, da prostituição a sua atividade profissional ou ocasional. Nas Minas Setecentistas, segundo Furtado (2003, p. 113), "a vida sexual das escravas se iniciava precocemente, entre os doze e os catorze anos". E muitas destas adolescentes, certamente, tomaram o rumo da prostituição, assim como, referindo-se à prostituição infantil existente no Rio de Janeiro, Olavo Bilac (1996, p. 305) acentua:

E a cidade, à noite, continua a encher-se de bandos de meninas, que vagam de teatro em teatro e de hotel em hotel, vendendo flores e aprendendo a vender beijos.

Aqui, e mais uma vez, temos uma triste continuidade histórica.

Onde as prostitutas exerciam suas atividades? Câmara Cascudo (1977, p. 82) acentua:

Joana, rainha de Nápoles e condessa da Provença (1326-1382), em sua tumultuosa existência, refugiou-se em Avignon (1346). No ano seguinte regulamentou os bordéis da cidade. Um dos artigos estatutais dizia: et que siegs une porto... dou todas lãs gens entraron. Tenha uma porta por onde todos entrarão. Ficou sendo o prostíbulo o paço da mãe Joana, e assim o nome divulgou-se em Portugal.

O bordel, portanto, tem existência secular em Portugal e, em relação a ele, Pereira e Cruz (2004, p. 137) salientam:

Em 1461, a Câmara de Lisboa solicitou a D. Afonso V a confirmação de uma "ordenança antiga" da cidade que proibia tanto o aluguel direto de casas para prostitutas quanto o aluguel indireto feito por terceiros para ali instalar bordéis.

E afirmam:

Outra proibição corrente era a de que prostitutas atuassem nas estalagens. Caso isto ocorresse, os estalajadeiros poderiam ser acusados de rufiões. Mas, como sempre, existiram exceções. (p. 140)

O debate sobre a existência de bordéis, bem como a necessidade de sua proibição, esteve presente em Portugal, portanto, antes da chegada dos portugueses em terras americanas, mas estes não trouxeram o bordel para estas terras, embora tenham trazido prostitutas e tenham transformado a prostituição em atividade florescente na América Portuguesa. A prostituição na Colônia, afinal, foi exercida nas ruas ou em locais disfarçados, sem que houvesse uma residência especializada na qual as prostitutas pudessem exercer sua atividade: o bordel, o que, aliás, transformou-as em alvo de agressões constantes.

Em Salvador, no século XVIII, Vilhena (*apud* RISÉRIO, 2004, p. 235) sugere:

Visto não ser permitido, mas tolerado, o haver mulheres públicas, entre os povos cristãos, seria na Bahia um acertado rasgo de política, o destinar-se em alguns dos subúrbios da cidade, onde há casas de menos preços, e consideração, a morada para todas as que sem pejo se entregam, como por modo de vida, à depravação.

O que ele busca, portanto, é ocultar a prostituição dos olhos do público e evitar os distúrbios provenientes do exercício público da atividade, mas apenas no Império, os bordéis, sob diversas determinações, iriam se disseminar pelo território brasileiro.

Isso não significa a inexistência, no período, de locais destinados à prostituição, uma vez que vendas e tabernas desempenharam largamente este papel no período colonial. Mas não eram bordéis propriamente ditos, e sim locais com outras finalidades aparentes ou reais que atuavam como ponto de encontro entre as prostitutas e os seus clientes, oferecendo a estes não apenas sexo, mas também bebida, diversão, jogo e descanso. Não se trata, portanto, do bordel tal como hoje o conhecemos – local especificamente destinado à prostituição feminina –, mas de um local de lazer no qual, entre outras atividades, a prostituição era exercida de forma clandestina.

Rangel (1937, p. 203) acentua em relação ao Rio de Janeiro imperial:

> Os "calogios" ou "zungus", como se denominavam os lugares de encontro e alcovitice, que hoje se tratam, num mixtiforio de enxacocos e galicistas, de "casas de rendez-vous", multiplicavam-se.

Temos, aqui, uma série de nomes a designar o mesmo local e a mesma atividade: o bordel onde agora as prostitutas se concentravam, sem que tenha desaparecido a prostituição de rua. Com isso, a atividade ganhou um local específico, sendo que os bordéis tenderam a se concentrar em regiões igualmente específicas, ou seja, a chamada zona, sendo que Rago (2008, p. 95) acentua em relação a São Paulo no início do século XX:

> *A prostituição concentrava-se nas áreas centrais e comerciais da cidade, próxima aos bares, cafés-concerto, cabarés, teatros e cinemas que atraiam a burguesia endinheirada, os políticos, advogados, estudantes, trabalhadores e marginais de todos os tipos.*

E com isso, finalmente, se deu uma transformação decisiva em relação à casa-grande, uma vez que a atividade sexual – inclusive de iniciação sexual – que se dava de forma relativamente livre em seu interior, envolvendo senhores, sinhôs, escravas e molecas, foi parcialmente transferida para o bordel, onde os senhores e seus filhos passaram a buscar prazeres que antes apenas as escravas lhes reservavam.

Bordéis frequentemente se confundiam com casas de pensão e, percorrendo o Rio de Janeiro no fim do século XIX, Chagas (1897, p. 61) transcreve as palavras de uma cafetina:

> *Disse-me então, entre maliciosa e pudica, que na capital havia duas categorias de pensão: a pensão de mulheres, espécie de falanstério de damas alegres vivendo de uma ostentosa prostituição, e a pensão de*

famílias, espécie de home alugado com o privilégio de uma excelente alcova e de uma arejada sala de jantar, de um edifício como este, muitas vezes luxuoso, e muitas vezes de um lindo parque ou jardim como este – boa companhia, bilhar, montanhas, águas correntes, solidão, recreio.

E esta confusão, proposital ou não, iria gerar protestos que Morse (1970, p. 268) acentua em relação a São Paulo:

O Estado de São Paulo *de 22 de junho de 1892 prevenia que "detestáveis exploradores da miséria" ameaçavam transformar a "pacata e moralizada cidade de dez anos atrás... em vasto lupanar". São Paulo estava "cheio desses falsos hotéis e casas de pensão mantidos pelo caftismo mais ou menos disfarçado".*

E o que temos até aqui, por fim, é a prostituição exercida por brasileiras, em um contexto no qual a mulata, tão celebrada por Gregório de Matos, iria se transformar em símbolo sexual por parte dos admiradores de seus atrativos, e em símbolo da devassidão tropical por parte de quem pretendia moralizar os trópicos. Mas uma mudança nos horizontes da prostituição e do próprio imaginário referente a ela e referente às sexualidades brasileiras de uma forma geral iria se dar com a entrada em cena de uma nova personagem: a prostituta europeia.

A PROSTITUIÇÃO SOB O SIGNO DA EUROPEIA

Tivemos no Brasil a importação em larga escala, a partir do fim do século XIX, de prostitutas europeias que nem sempre, aliás, atuavam como prostitutas em seus países de origem, mas que viriam se prostituir no Brasil e que seriam definidas genericamente como francesas, polacas – que era o termo depreciativo utilizado para definir as polonesas – ou judias, mesmo que não fossem nem uma coisa, nem outra, nem outra.

Tal fenômeno coincidiu ainda, e não por acaso, com a defesa da necessidade de branqueamento da população brasileira longamente desenvolvida por autores como Silvio Romero e Nina Rodrigues, entre outros. É como se mesmo no âmbito da prostituição se tornasse necessária a instauração de uma prática modernizante – leia-se europeizante – e branqueadora, ou seja, oposta à mistura racial entre prostituta e cliente até então predominante.

Soares (1986, p. 156) acentua:

> *Num projeto da Junta Sanitária Policial do final dos anos 1870, baseado nas deliberações da Assembleia Legislativa, afirmava-se, utilizando-se de um grande sofisma, que a prostituição era um fenômeno estrangeiro, mais precisamente europeu, que invadia as cidades brasileiras.*

Não foi isso, é claro, o que ocorreu, mas tal afirmativa está de acordo com o propósito presente no discurso do branqueamento de escamotear da realidade brasileira a presença do negro e do mestiço. É como se a prostituição concretizasse o tão sonhado fenômeno de europeização do Brasil e evitasse o "risco" salientado décadas depois por Prado (1956, p. 348), quando este acentua

> *o quanto sofreria a sociedade antiga do Brasil, meio ainda embrionário onde um pugilo de brancos encontrava-se naufragado num oceano negro, caso não houvesse a eficientíssima colaboração polaca.*

Neste processo a prostituta negra era duplamente marginalizada; pela sua profissão e pela sua condição racial. Ela representava, afinal, a marginalidade em sua essência, o vínculo com um passado a ser superado e com uma "ameaça" de mistura de raças a ser evitada. Ela era a perversão dos ideais modernizantes e a manutenção de uma devassidão vista como tosca, colonial, muito distante dos sofisticados bordéis nos quais trabalhavam as francesas.

Ao mesmo tempo, manteve-se a crença na devassidão da negra e principalmente da mulata como uma característica racial, sem levar em conta a ambiguidade presente no comportamento da mulher negra quando prestava "favores" sexuais, e ambiguidade que Florestan Fernandes (1978, v. I, p. 181) acentua:

"A prostituição não parece ter sido uma especialidade econômica importante da 'mulher negra'". E acrescenta:

> Nem toda "mulher negra" que recebia dinheiro pelo intercurso sexual encarava essa compensação financeira como "pagamento". Ela era concebida como uma "retribuição", um gesto de generosidade e de reconhecimento amoroso. (v. I, p. 183)

Da mesma forma, muitas das prostitutas europeias vieram para o Brasil enganadas por falsas promessas de casamento ou emprego, o que Teófilo Otoni (2002, p. 117) acentua em relação aos colonos enviados para o Mucuri:

> Tinham sido muitos recrutados nas tavernas e praças públicas de diversas cidades da Europa. Havia entre eles meretrizes com patente, ex-marinheiros e ex-soldados, mas, infelizmente, tais quais eram tinham direito de levantar a voz e declarar que haviam sido atraiçoados e enganados.

É nítida a descrença do autor perante estes argumentos, mas, dado o histórico de enganos e traições de que muitas destas mulheres que aqui se prostituíram foram vítimas, eles não são necessariamente falsos.

A prostituição europeia acompanhou ainda o processo mais amplo de imigração de trabalhadores europeus, dele fez parte e com ele se conectou, o que Rago (1996, p, 52) salienta em relação ao crescimento de São Paulo:

> É possível datar o nascimento da antiga zona do meretrício em São Paulo, a partir do final do século XIX e

inícios do XX, quando a cidade se industrializa e recebe um enorme contingente de trabalhadores imigrantes europeus.

E os próprios imigrantes atuaram ativamente como promotores desta forma de prostituição, o que Meneses (1990, v. III, p. 428) exemplifica:

> *Os italianos participaram ativamente desse comércio, figurando em primeiro lugar dentre os estrangeiros expulsos por tal crime. Mais de cinquenta por cento dos "caftens" procedentes da Itália e expulsos do Brasil entre 1907 e 1914 acusaram Nápoles como local de origem.*

E Meneses (1996, p. 153) acentua:

> *Tão logo foi criminalizado pela lei penal, o lenocínio tornou-se responsável pela condenação de centenas de estrangeiros. Dentre eles, vários eram vinculados ao tráfico de brancas. Alguns já eram perseguidos pela polícia de outros países.*

Mas acrescenta:

> *Ao contrário do ocorrido com vadios, gatunos e ladrões, entretanto, a atividade rendosa desenvolvida pelos cáftens e caftinas possibilitou-lhes a contratação de advogados competentes, que através de* habeas corpus *impetrados junto ao Supremo Tribunal Federal os livrava da expulsão. (p. 242)*

Em outras regiões, contudo, esta conexão foi banida pelos próprios imigrantes, que não aceitaram a presença de prostitutas em suas localidades. Assim, Willems (1946, p. 433) acentua:

> Nas comunidades teuto-brasileiras puramente rurais não há prostituição. Nesse ponto, a intolerância é unânime e completa. Mesmo em muitas vilas e pequenas cidades, cuja população se compõe preponderantemente de teuto-brasileiros, não se encontram lupanares.

E assinala em relação a uma cidade catarinense:

> É notável que a referida cidade, com 5.000 habitantes, aproximadamente, não tinha prostíbulos até 1935. O mesmo se pode dizer de quase todos os pequenos centros urbanos teuto-brasileiros. (p. 449)

Mas, representava-se um dos aspectos do processo de europeização pelo qual deveria passar o Brasil, a chegada de prostitutas europeias também foi vista como uma ameaça e combatida enquanto tal a partir da adoção de projetos de lei que visavam extingui-la, sendo que Melo Franco (1955, v. II, p. 550) acentua em relação ao Projeto Melo Franco, aprovado pelo Congresso em 1914, após ter sido vetado por Hermes da Fonseca em 1912:

> Procurava em especial definir e punir o tráfico de mulheres, isto é, sua exportação da Europa e importação

*do Brasil, visto que o Código Penal só previa o lenocí-
nio simples, não dispondo ainda sobre a outra atividade
antissocial em que, via de regra, a vítima e o criminoso
eram estrangeiros.*

Antes da chegada das prostitutas francesas, judias e polacas, tivemos a chegada das prostitutas portuguesas, provenientes, inicialmente, principalmente dos Açores e que marcaram sua presença em terras brasileiras já no início do século XIX. Mais tarde chegariam prostitutas provenientes de outras regiões de Portugal e, escrevendo em 1876, Thomas Lino d'Assumpção (*apud* QUEIROZ, 1988, p. 69) menciona a presença no baixo meretrício do Rio de Janeiro de "puças negras, algumas mulatas, grande número das nossas mulheres do Minho e do Douro e abundância das Ilhas".

Estas prostitutas, portanto, se mesclariam com as brasileiras no exercício do baixo meretrício e, como aconteceria com as prostitutas europeias que chegariam mais tarde, nem todas vieram para o Brasil com o objetivo de prostituírem-se, exercendo o ofício apenas por falta de opção ou por terem sido coagidas a isto, ou ainda por terem sido desonradas, ou, por fim, por se verem confinadas a atividades mal remuneradas ou vistas como degradantes.

Entre as europeias, enfim, tivemos aquelas que se viram confinadas majoritariamente ao baixo meretrício – caso das portuguesas, primeiro, e das judias e polacas, depois – e tivemos as francesas, que passaram o simbolizar o universo traiçoeiro e fascinante da alta prostituição.

A atividade de modista – largamente exercida no Rio de Janeiro por francesas ao longo do século XIX – foi associada à prostituição que se acreditava ser exercida pelas profissionais da moda, sendo difícil, no caso, determinar onde termina o preconceito e onde começa a realidade. De qualquer forma, Oliveira (1873, p. 34) acentua em relação às lojas de modistas existentes na Rua do Ouvidor: "Esses armazéns lembram as estrebarias de Augias". Da mesma forma, percorrendo o Rio de Janeiro em 1828, Victor Jacquemont (*apud* TAUNAY, 1942, p. 128) acentua: "As modistas são as hetairas do mais alto coturno". E Cruls (1949, v. II, p. 418) afirma: "Aquelas modistas da Rua do Ouvidor eram uma tentação permanente e, também, devido à sua acessibilidade, um convite ao galanteio e à aventura".

No caso, o que é visto como prostituição pode ser apenas a demonstração de uma liberdade de costumes à qual os cariocas não estavam acostumados e que, por isso, associaram à prostituição, embora algumas ou diversas destas modistas certamente tenham exercido uma dupla atividade. Mas, aqui, não é ainda da prostituição de luxo que se trata. Esta viria depois, e teria no Alcazar – o reduto das cocotes a arruinar homens casados, tal como a lenda e a realidade registraram – o seu símbolo máximo.

Machado (2001, p. 191) descreve a trajetória de uma francesa que viveu no *Alcazar Lyrique Français*, que, segundo o autor, foi criado em 1857 e viveu sua fase de esplendor a partir de 1864:

*Aimée tornou-se a maior devoradora de fortunas da
cidade. A francesinha arruinou várias famílias. Provo-
cou até um crime. Quando o navio em que retornava à
França cruzou a barra, deixando a Baía de Guanabara,
as mulheres cariocas soltaram foguetes.*

E acrescenta:

*As lorettes do Alcazar ocupavam lugar elevado
na hierarquia galante da cidade, só superadas pelas
atrizes francesas. Eram mulheres caras. Nem todas
podiam desfrutá-las.* (p. 193)

De fato, além das mulheres do Alcazar havia as artistas que aqui desembarcavam como integrantes de com-
panhias teatrais e que por vezes aqui ficavam, sendo sus-
tentadas por milionários e por figurões. Eram uma versão
mais sofisticada da cocote do Alcazar, por não se dedicaram explicitamente à profissão. Afinal, eram artistas, e
enquanto artistas exerceram um papel modernizador de
inegável importância, assim como as francesas, substi-
tuindo as escravas dos engenhos e dos cafezais, exerceram
o papel de iniciadoras sexuais perante os filhos das elites.
Freyre (1959, v. I, p. 93) acentua:

*No fim do século XIX, era raro, na capital do
Brasil, o estudante que não tivesse suas relações com
francesas, a quem ensinavam a dançar o maxixe e de
quem aprendiam numerosas sutilezas não só de ordem
sexual como artística, literária, social etc.*

E Freyre (v. I, p. 101) menciona ainda como estas francesas atuaram de forma notável

> *como orientadoras de adolescentes e jovens brasilei-*
> *ros em sutilezas do amor; e em revelar a homens de idade*
> *já provecta delicadezas eróticas por eles desconhecidas.*

Não foram apenas no Rio de Janeiro, contudo, que as francesas foram situadas no topo do meretrício. Elas se espalharam pelo Brasil e, em carta datada de 1907 na qual descreve suas andanças pelo interior paulista, Monteiro Lobato (1951, v. I, p. 153) acentua:

> *Em Ribeirão dizem que há 800 "mulheres da vida",*
> *todas estrangeiras e caras. Ninguém "ama" ali a nacio-*
> *nal. O Moulin Rouge funciona há 12 anos e importa*
> *champanha e francesas diretamente.*

A prostituição, em síntese, sofisticou-se e internacionalizou-se e, com isso, as prostitutas brasileiras foram rebaixadas de *status*, ao passo que ser cliente de uma francesa tornou-se algo a ser ostentado. Mas, com isso, foram todas as francesas residentes no Brasil, incluindo a maioria que não se prostituía que foram estigmatizadas, com a nacionalidade sendo automaticamente associada à prostituição e estigmatizada por isso, mesmo que muitas destas francesas que se prostituíam nem francesas fossem. E no barco deste estigma também argentinas, judias e polacas foram incluídas como passageiras.

As denominações de polacas e judias foram utilizadas para definir as prostitutas provenientes da Europa Oriental. Apenas uma minoria era judia e apenas uma minoria era polaca, mas estes foram os nomes que ficaram.

Escrevendo na segunda metade do século XIX, Koseritz (1972, p. 214) acentua:

> A maior parte dos importadores era composta de judeus de Marrocos e da Turquia, mas entre eles havia também alguns gregos e infelizmente alguns alemães, que quase sem exceção pertenciam à nação de Israel. As moças vinham geralmente da Galícia, Hungria e Rússia, mas também a Alemanha e mesmo a Pomerânia oferecia o seu contingente.

Havia, efetivamente, uma espécie da máfia judaica a controlar o tráfico de mulheres proveniente do Leste Europeu, mas, como se vê, as regiões das quais estas mulheres eram provenientes eram bastante diversas.

E estes grupos judeus continuaram atuando pelas décadas seguintes, criando em São Paulo, inclusive, como Grun (1999, p. 372) acentua, núcleos de prostituição judaica:

> Existia na década de 1930 uma zona prostituição num recanto do bairro do Bom Retiro, perto da qual se concentrava a maior parte da população judaica da cidade de São Paulo, bem como suas entidades comunitárias. O contingente de prostitutas e de seus exploradores era constituído, em sua maioria, de judeus provenientes

da Europa Oriental, os quais, segundo investigações policiais da época, atuavam em sintonia com grupos congêneres em Buenos Aires e no Rio de Janeiro.

Já em relação às polacas, Rago (2008, p. 31) salienta:

A documentação sugere que muitas vieram por livre iniciativa, desejando melhorar suas condições de vida como prostitutas nos mercados mais lucrativos de Buenos, Aires, Rio de Janeiro e São Paulo. No entanto, também houve aquelas, principalmente recrutadas nas regiões pobres da Europa oriental e central, que vieram como esposas de homens que se apresentaram em suas aldeias como ricos comerciantes. A violência da situação que enfrentaram pode ser imaginada.

E a dimensão desta violência fica nítida quando Coaracy (1955, p. 139) acentua em relação às polacas:

Escravas brancas, todas tinham os seus "patrões" a quem deviam diariamente fornecer a féria determinada, como verdadeiras "mulheres de ganho", sob pena de punições severas e cruéis.

Além e acima da europeização ou da ameaça associada à prostituição europeia, portanto, havia o cortejo de humilhações e violências desde sempre associadas à prática do ofício.

A PROSTITUIÇÃO ENTRE O MÉDICO E O POLICIAL

French (1992, p. 537) menciona um livro chamado *La prostitución em Mexico*, escrito em 1908 por Luis Lara y Pardo, no qual o autor acentua ter a ciência provado ser a prostituição um estado degenerativo vinculado a uma inferioridade psicológica e social.

O autor menciona, no caso, um entre os diversos textos que a literatura médica produziu sobre a prostituição no período; uma época na qual os médicos se dedicaram também no Brasil a pesquisar a respeito da prostituição, sendo que Engel (1988, p. 65) assinala a respeito dos textos escritor por médicos brasileiros sobre o tema:

> *A disseminação de textos médicos sobre a prostituição no Rio de Janeiro, a partir de meados do século passado, parece indicar que a necessidade de conhecer havia conduzido à superação das interdições que revestiam o tema e este acabaria sendo plenamente incorporado como objeto do saber e do fazer médico.*

E Engel (1986, p. 170) ainda salienta:

> *No discurso médico sobre a prostituição, produzido no Rio de Janeiro entre 1845 e 1890, a sexualidade é definida como função orgânica vinculada à necessidade de reprodução da espécie e, portanto, como um dado da natureza humana. Neste sentido, a satisfação do desejo sexual, através do prazer, é reconhecida como uma exigência fisiológica.*

A prostituição, portanto, mais que um problema social, foi vista pelos médicos como uma exigência e como a satisfação de uma necessidade humana. Mas a satisfação desta necessidade, por sua vez, deveria obedecer a determinados padrões de higiene que incorporaram muito do discurso higienista produzido nas primeiras décadas do século XX. A prostituição, sob a perspectiva higienista, afinal, possuía uma dimensão que ia além da própria atividade desenvolvida pela prostituta, estando relacionada ao esforço desenvolvido pelos higienistas no sentido de impor regras ao convívio social, estruturando uma ordem que enquadrasse os moradores das cidades modernas, e uma ordem na qual as prostitutas apareciam como seres anômalos e disfuncionais.

Com isso, a prostituição deveria ser regulamentada, inclusive como forma de combater a propagação de doenças venéreas associadas à ação das prostitutas. E tal regulamentação significava não o fim da prostituição, mas a submissão das prostitutas a uma vigilância médica que apenas poderia ser bem-sucedida, contudo, caso as prostitutas estivessem não mais soltas pelas ruas, mas confinadas a bordéis nos quais sua atividade poderia ser enquadrada pelo discurso médico e, assim, obedecer aos parâmetros vistos como válidos pelos higienistas.

No discurso higienista, as prostitutas eram vistas, ainda, como inimigas da família e da moral; eram vistas como seres que traziam a corrupção para o seio da sociedade, mas os higienistas, por outro lado, eram realistas. Sabiam que a prostituição não poderia ser meramente erradicada. Cabia aos médicos, portanto, adotar perante elas uma postura sanitarista. Cabia conhecer seus hábitos e estudá-las como se estuda uma doença incurável. Este era, em síntese, o objetivo dos higienistas perante a prostituição, o que os levou, inclusive, a defender a regulamentação do trabalho das prostitutas.

Brasileiras ou europeias, as prostitutas tiveram sempre que conviver com um olhar moralizante que desqualificava sua atividade e as desqualificava como pessoas, usando, para tal, de um interminável vocabulário depreciativo a partir do qual eram denominadas, e cujas origens, no idioma português, se situam na Idade Média.

Del Priore (1995, p. 85) acentua:

> No Portugal medieval, "mulheres do segre, putas, mundanais, mundanas, públicas, mancebas e mancebas do mundo" foram denominadas as mulheres que faziam comércio de seu corpo.

Bluteau (*apud* Del Priore, 1987, p. 176), em seu *Vocabulário Português e Latino*, escrito em 1712, define assim a prostituta:

> Mulher que faz mercê. Mulher pública. Mulher prostituta e posta a ganho. Pecão as meretrizes contra a natureza porque fazem venal a formosura que a própria natureza lhe deo, ofendem a si próprias, feitas

alvo de toda impudicícia e prejudicam a pátria, por que ordinariamente se fazem estéreis, e se são fecundas dão início a uma ignominiosa posteridade.

Da mesma forma, estudando a prostituição em São Luís nas primeiras décadas do século XX, Campos (2002, p. 317) acentua:

Ao serem chamadas à presença do delegado ou da autoridade policial, eram repreendidas e muitas vezes presas sendo que seus nomes, ou codinomes, quase sempre vinham acompanhados dos estigmatizantes termos "decaídas" ou "horizontais".

E Câmara Cascudo (1984, 220) define o termo china: "Mulher de índio, mulher de cor morena carregada, mulher pública".

Todas estas definições nomeiam a prostituta a partir do pecado inerente à sua condição e a partir do caráter venal de sua atividade, mas é exatamente a sua condição pecadora que fez surgir o mito das prostitutas santas; pecadoras redimidas pela fé a ponto de serem canonizadas pela fé popular ou pela Igreja. Temos, então, a figura de Santa Pelágia, prostituta de Antioquia convertida após ouvir o sermão de um bispo, dedicando-se a uma vida ascética na Palestina, ou de Rosa Egipcíaca, africana que viveu como meretriz em Minas Gerais no século XVIII durante 15 anos, e que se converteu após ter visões místicas. Em uma situação ou em outra, o próprio pecado transforma-se em ponto de partida para a redenção.

Saes (1996, p. 45) acentua:

> *As numerosas versões de santas prostitutas e pombas-gira compartilham um espaço comum, mas de modo nenhum estão cortadas pelo mesmo padrão. Os elementos de suas histórias são instáveis: a condição de prostituta aparece com frequência, mas pode ser substituída pela de mulher casta, seduzida ou estuprada. A morte violenta é um tema muito constante, mas em determinadas ocasiões pode ser irrelevante, desaparecendo do contexto.*

Mas, nas diferentes versões, o que temos é o contraste entre o pecado a marcar um episódio ou fase da vida e a redenção que a ele se segue.

Quando a salvação não vinha, contudo, a prostituta era situada à margem pela lei ou pelo imaginário popular; na marginalidade que se confunde com a delinquência, o que Brito (2001, p. 195) acentua em relação à criminologia do início do século XX:

> *Interessante observar como aos delinquentes do sexo masculino associava-se sempre a prostituta. E como se não pudesse existir a criminosa não-prostituta, melhor dizendo, mulher criminosa era, necessariamente, nesse discurso, sinônimo de prostituta.*

Ela se situava, portanto, em uma espécie de encruzilhada, havendo ainda outra encruzilhada referente a ela, cuja existência Fonseca (1997, p. 534) salienta:

A figura da prostituta se localizava na encruzilhada entre o estereótipo aterrorizante da "mulher decaída" e a realidade vivida por um sem número de amásias, mães solteiras e crianças ilegítimas; em outras palavras, entre a condenação pela moral burguesa e a tolerância tácita para com um modo de vida que se desviava radicalmente da norma oficial.

A prostituta teve que se haver ainda com a repressão policial, embora a atitude da polícia e do Estado perante sua atividade tenha sido, historicamente, um misto de repressão, tolerância e cumplicidade. Afinal, embora validassem o discurso moralista referente à prostituição, as autoridades sempre reconheceram a impossibilidade de extirpá-la e sempre a viram como uma espécie de mal necessário; e isso quando seus representantes não se dedicavam, de forma ilegal, a simplesmente compartilhar de seus lucros e participar de sua exploração.

Bretas (1997, p. 199) acentua em relação ao Rio de Janeiro no início do século XX:

O convívio da polícia com a prostituição era tão íntimo – em muitos sentidos – e constante que não podia ser meramente repressivo. O relacionamento era muito mais complexo, e policiais e prostitutas tinham que encontrar formas de coexistência. Um ponto óbvio é que as prostitutas prestavam seus serviços a policiais que faziam parte do universo de homens jovens que caracterizava a cidade – o prontidão da 12ª DP foi preso quando mantinha relações sexuais com uma prostituta encarcerada.

E de fato, no início do século XX, no Rio de Janeiro, a ambiguidade da relação entre o policial e a prostituta foi expressa de forma exemplar. Caulfield (2000, p. 52) acentua:

> *A polícia pode não ter conseguido controlar a prostituição completamente, mas foi capaz de concentrar algumas das profissionais do sexo em áreas designadas para "prostituição tolerada", como era o caso do Mangue.*

E acrescenta:

> *Por volta do final da década de 1920, a prostituição no Mangue funcionava sob um sistema extraoficial através do qual a polícia registrava as profissionais do sexo e interferia na administração dos bordéis.* (p. 47)

No caso, a polícia termina por fazer parte do negócio que teoricamente deveria combater. Com isso, o que temos é um processo de adaptação do policial perante a prostituição, assim como a prostituta teve que se adaptar à presença da polícia, com Nascimento (2001, p. 105) descrevendo como esta adaptação se deu:

> *Ficar nas janelas expondo-se para o público masculino era parte importante do trabalho das prostitutas,*

mas que a polícia procurava impedir. Uma das inter-venções policiais foi ordenar a instalação de rótulas nas janelas a fim de que os transeuntes não as avistas-sem. Além disso, a rótula era também uma forma de as prostitutas averiguarem quem batia à porta – cliente, ladrão ou policial? Era o olho mágico de hoje em dia.

A ação policial seguia ainda as diretrizes do discurso higienista, com a repressão policial sendo vista como uma medida profilática perante os riscos gerados pela prostituição, que a partir deste olhar era definida como uma ameaça ao mesmo tempo de ordem médica e de ordem social. É o que Carrara (1996, p. 20) acentua:

> *Com o advento da República, o controle sanitá-rio da prostituição e a profilaxia da sífilis voltaram a preocupar o governo central, legisladores e, prin-cipalmente, a polícia. Mediante proposta do chefe de polícia, Sampaio Ferraz, o Governo Provisório inscreveu em seu programa de governo medidas de repressão à prostituição e "decorrente profilaxia pública da sífilis".*

E toda uma legislação, por fim, foi criada para controlar a prostituição e punir seus promotores, com Engel (2002, p. 595) assinalando em relação a ela:

> *As prostitutas que perturbassem o "sossego público" eram, de acordo com o artigo 12 do Código de Processo Criminal de 1832, obrigadas a assinar termo*

de bom-viver. Somente com a promulgação do Código Penal republicano, em 1890, o lenocínio passou a ser considerado crime.

A condenação moral e a repressão policial conviveram, por fim, com uma espécie de aceitação generalizada da inevitabilidade da prostituição e com sua presença ostensiva ou disfarçada, com Gilberto Freyre (1964, p. 74) exemplificando em relação ao século XIX:

Celibatários e viúvos chegavam a publicar anúncios nos jornais dizendo precisarem de amantes desse ou daquele tipo, como outros anunciantes diziam precisar de casa, de ama-de-leite, de cocheiro.

E trata-se, é claro, de uma aceitação milenar. Afinal, Vendrame (1981, p. 174) acentua:

Na antiga Babilônia, a prostituição das mulheres não-casadas ou divorciadas, como meio de ganhar a vida, era uma profissão reconhecida como normal. As prostitutas eram mulheres livres, e seu status, *embora não muito honroso, era reconhecido e regulado por lei, a situação econômica era regulada.*

Tal aceitação, no caso do Rio de Janeiro, poderia causar perplexidade. Assim, percorrendo a cidade no final do século XIX, Chagas (1897, p. 73) acentua:

O que surpreende é a impudência com que tantas mulheres exibem o seu tráfico, e a indiferença com que se anui a semelhante exibição nos centros mais frequentados da capital.

Mas a própria intolerância perante a prostituição e a violência da qual as prostitutas eram vítimas também gerou protestos. Assim, mencionando um caso policial ocorrido no Rio de Janeiro no período, Olavo Bilac (DIMAS, 2006, v. II, p. 199) escreve em 1908:

Apoderarem-se três homens de uma mulher e forçarem-na à prática do amor é sempre um crime hediondo, quer se trate de uma virgem, quer se trate de uma mulher perdida. A violência é sempre a mesma, abjeta e abominável, quando se exerce sobre o corpo da mais pura donzela ou sobre o corpo da mais baixa hetaira.

Os bordéis, por fim, nunca foram apenas bordéis, ou seja, locais nos quais homens pagavam para ter relações sexuais com mulheres. Foram sempre mais que isto; foram locais de convivência e de lazer em uma sociedade na qual tais locais foram raros, foram locais de troca de ideias e, com a chegada das prostitutas europeias e principalmente das prostitutas francesas – as chamadas cocotes, que frequentemente eram muito mais refinadas que seus clientes e ofereciam a eles lições de boas maneiras, e não apenas na cama – a prostituição estabeleceu núcleos relativamente cultos e refinados em uma sociedade ainda um tanto rústica.

Sem que ainda em relação ao século XVIII seja possível mencionar a existência de bordéis tais como existem hoje, já havia no período locais nos quais as prostitutas exerciam o seu ofício, e em Minas Gerais, por exemplo, já neste período, tais locais exerciam um papel de socialização e promoção de convivência social.

Ideias – e ideias às vezes subversivas – já eram ali debatidas, e Furtado (2002, p. 283) menciona

> *as incursões de Tiradentes pelas tabernas e casas de prostitutas onde, afinal, se processava boa parte do processo de socialização das Minas e se esboçavam, também, os contornos iniciais de um espaço público de discussão do levante, bem como dos demais temas políticos do momento.*

Da mesma forma, Botelho (2004, p. 243) acentua em relação a Minas Gerais no século XVIII:

> *Os prostíbulos eram frequentados por homens de todos os segmentos sociais: viandantes, escravos, marginais, vadios, componentes do clero, autoridades, burocratas e homens casados, que nesse espaço alternativo à sexualidade conjugal encontravam outros prazeres, como jogos, bebidas e músicas.*

Já em relação ao fim do século XIX e início do século XX temos diversos depoimentos que atestam a importância dos bordéis como local de lazer – e lazer não apenas sexual –, centro de convivência e fórum de debates, e Chaves Neto (1977, p. 26), em suas memórias, acentua, por exemplo, em relação a São Paulo do início do século XX:

> *A prostituição imperava. As aventuras amorosas da mocidade se passavam com as mundanas elegantes, mantidas pela aristocracia de dinheiro. Era em torno delas que girava a vida noturna da cidade. Era toda uma sociedade, com seu ritual severo, que à noite dançava em cabarés e salões frequentados exclusivamente por ela.*

E, destes debates, as prostitutas e cafetinas, principalmente nos bordéis de luxo, frequentados pelas cocotes, não ficavam de fora. Pelo contrário, em relação ao século XIX, Engel (1988, p. 26) acentua que,

> *conforme os registros da literatura e das crônicas do período, a prostituta seria a grande interlocutora dos frequentadores dos bordéis de luxo da cidade nas discussões sobre política, artes, economia etc., assuntos que costumavam ser monopolizados pelo mundo masculino.*

Com isso, os bordéis transformaram-se em espaço relativamente livres para a participação de mulheres em debates dos quais as mulheres "honestas" ainda estavam majoritariamente excluídas.

Os bordéis, portanto, eram entidades que visavam lucros e os obtinham em grande escala. Eram locais nos quais as mulheres eram exploradas, e frequentemente de forma brutal. Mas foram, também, locais que desempenharam um papel sociocultural de considerável importância: o papel de foro de debate e convivência, inclusive entre homens e mulheres, em um período histórico no qual tais locais eram raros.

Publicado em 1920, *Madame Pommery* é o único romance escrito por Hilário Tácito, pseudônimo do engenheiro civil José Maria de Toledo Malta, nascido em 1885 e falecido em 1951 e que, ao longo de sua vida, dedicou-se à engenharia, não à literatura, não tendo deixado outra obra literária. E foi este romance que melhor descreveu este papel exercido pelos bordéis da época, fazendo a apologia destes. O romance narra a trajetória da personagem-título: uma prostituta francesa que, já envelhecida, chega ao Brasil, se transforma em cafetina bem-sucedida ao abrir o seu bordel e, por fim, abandona o mundo da prostituição para se casar com um milionário.

Tácito (1997, p. 137) descreve as críticas que, na época, eram feitas à prostituição:

> *Alguns jornais tomaram-se de sustos pelos atrevimentos do mundanismo. Sugeriram à polícia processos coercitivos que arredassem as transviadas de toda sorte de reuniões, espetáculos e bailes permitidos à Família. A polícia encheu-se de zelo e conquistou aplausos calorosos da imprensa conservadora e da honesta burguesia.*

Mas sua posição é diametralmente oposta à posição destes críticos. Em seu romance, afinal, o bordel de Madame Pommery surge como uma espécie de agente da modernidade, com sua proprietária sendo vista como uma clarividente personagem do processo civilizador.

Ela, afinal, busca civilizar a própria prática da prostituição no Brasil, o que Tácito (1997, p. 44) acentua:

> Era-lhe já impossível assistir indiferente à continuação de todos os erros e disparates que presenciava. Cumpria-lhe o dever apostólico de remediar esta gentilidade, anunciando-lhe a Nova Lei do amor corrupto, feito limpo, decoroso e sublimado pelo batismo do Champanha.

E ela consegue plenamente seu objetivo, fazendo com que Tácito (1997, p. 39) mencione

> aquela fração do Eterno Feminino, pelos franceses chamada o meio mundo e que, entre nós, graças a Mme. Pommery, com tanto vigor e viço tem crescido que mais parece mundo e meio.

Uma prostituição sofisticada é, para Tácito (1997, p. 116), indício infalível de sofisticação e civilização dos costumes, o que ele salienta:

> Nas metrópoles e capitais do mundo, as cortesãs de grande estado elegem as assembleias da mais fina aristocracia, para arrastar o esplendor do seu luxo à

própria face das famílias. Por isso, dizer o modo e sítio da exibição das tentadoras, em qualquer ponto do globo, é dar o melhor sinal por onde se aquilata do grau de civilização do mesmo ponto.

E, com isso, a influência exercida pela personagem – que é, claramente, um símbolo da atuação das prostitutas francesas em terras brasileiras – é objeto de uma longa apologia feita pelo autor. Tácito (1997, p. 129) acentua:

> *Que uma simples rameira arrufianada haja influído nos bons ou maus costumes de uma capital como São Paulo, é verdade que pode passar por ousadia aos olhos de pessoas inexpertas, ou mal informadas sobre os bastidores da civilização.*

Mas foi o que ocorreu, e Tácito (1997, p. 116) afirma em relação ao salão de Madame Pommery:

> *Era ali que o elegante verdadeiro, o dançarino, o palestrador galante, o aprimorado de maneiras, o bebedor bem educado, tinham de submeter as artes, os donaires e os talentos ao juízo crítico exigente, refinado e inapelável, não só dos seus próprios pares, como de Mme. Pommery e das suas gentilíssimas alunas.*

Não se trata, é claro, de compartilhar da perspectiva do autor, mas de apenas assinalar a acuidade com a qual ele soube perceber alguns aspectos de fundamental importância do papel exercido pela prostituição no período.

PARTE II

IMAGINÁRIOS

Capítulo 1

GREGÓRIO DE MATOS E BOCAGE

O SOFRIMENTO E A FÉ

Gregório de Matos e Bocage foram, cada um a seu tempo, vítimas de perseguições promovidas pela Igreja e pelas autoridades. O primeiro foi deportado para Angola e, ao voltar para o Brasil, não teve permissão de voltar para a Bahia, vindo a falecer em Recife, ao passo que o segundo chegou a ser preso pela Inquisição, permanecendo no calabouço de 14 de novembro de 1797 a 31 de dezembro de 1798. E ambos foram hostilizados pela sociedade na qual viveram, ganhando a fama de devassos e libertinos.

Ambos tiveram uma situação econômica incerta e, descrevendo a penúria na qual sempre viveu, Bocage (1968, p. 489) assim se define:

> *De cerúleo gabão, não bem coberto,*
> *Passeia em Santarém chuchado moço,*
> *Mantido às vezes de sucinto almoço,*
> *De ceia casual, jantar incerto.*

Ambos, igualmente, não tiveram reconhecido seu valor literário em vida, e o próprio Bocage (1968, p. 267) define a si mesmo como um poeta menor em relação a Camões, ao acentuar:

> *Modelo meu tu és...Mas, oh! tristeza!...*
> *Se te imito nos transes da ventura,*
> *Não te imito nos dons da Natureza.*

Já Gregório de Matos descreve em seus poemas a hostilidade reinante contra ele na Bahia. Define a si próprio como uma pessoa rodeada por inimigos; cercado pela inimizade geral e retribuindo o desprezo com um desprezo idêntico ou maior.

Gregório de Matos (1990, v. I, p. 40), então, descreve como o veem:

> *Onde escrevem sem vergonha*
> *não só brancos, mas mestiços,*
> *que para os bons sou inferno*
> *e para os maus paraíso.*

Mas a recíproca é verdadeira. Se ele é odiado, ele também odeia os que o odeiam, e afirma:

> *Querem-me aqui todo mal,*
> *mas eu quero mal a todos,*
> *eles, e eu por nossos modos*
> *nos pagamos tal por qual.* (1990, v. I, p. 542)

E na Bahia não há lugar para pessoas como ele, o que Gregório de Matos (1990, v. I, p. 334) constata, ao acentuar:

> *Senhora Dona Bahia,*
> *nobre, e opulenta cidade*
> *madrasta dos Naturais,*
> *e dos Estrangeiros madre.*

Mais que como poeta, Bocage foi e ainda é conhecido principalmente como libertino, mas é preciso definir com precisão o sentido atribuído ao termo na época em que o poeta viveu. Villalta (2009, p. 525) acentua em relação ao termo libertino: "Em Portugal, próximo ao último quartel do século XVIII, o termo assumiu uma conotação também política". E o sentido da libertinagem do autor, efetivamente, não foi apenas erótico: foi também político.

Bocage escreveu diversos poemas nos quais se dedicou a louvar encomiasticamente diversas autoridades, com o objetivo de conseguir favores específicos. Bajulou, por exemplo, o vice-rei, ao chegar ao

Rio de Janeiro em junho de 1786, com o objetivo – que, aliás, não alcançou – de conseguir permissão para residir na cidade. E sua ortodoxia política e religiosa é por ele mesmo proclamada, quando Bocage (1968, p. 817) acentua:

> *Do crime corruptor não fui manchado;*
> *Alta religião me atrai, me inflama,*
> *Amo a virtude, o trono, as leis, o estado.*

Tal proclamação, porém, é por ele mesmo contraditada quando, escrevendo em 1797, sob o impacto da Revolução Francesa, Bocage (1968, p. 334) indaga:

> *Liberdade, onde estás? Quem te demora?*
> *Quem faz que o teu influxo em nós não cala?*
> *Porque (triste de mim) porque não raia*
> *Já na esfera de Lísia a tua aurora?*

Já Gregório de Matos – que recebeu o merecido apelido de Boca do Inferno – foi um crítico incisivo da sociedade de sua época, por ele descrita como corrupta e desregrada.

Gregório de Matos (1990, v. I, p. 195) a define:

> *A nossa Sé da Bahia,*
> *Com ser um mapa de festas,*
> *É um presépio de bestas,*
> *se não for estrebaria.*

E lamenta tal estado de coisas, ao indagar:

> *Qual homem pode haver tão paciente,*
> *Que vendo o triste estado da Bahia,*
> *Não chore, não suspire e não lamente?*
> (1990, v. I, p. 367)

Sua sátira é antes de tudo, porém – à maneira, por exemplo, de um Aristófanes –, a sátira de um conservador que lamenta a inversão de valores, a decadência dos costumes, a inexistência de regras e a fragilidade da ordem constituída.

Gregório de Matos (1990, v. II, p. 824) acentua:

> *Acabou-se esta cidade,*
> *Senhor, já não é Bahia,*
> *já não há temor de Deus*
> *nem d'El-Rei nem da Justiça.*

É o predomínio da irreligião, portanto, que ele lamenta, e o que ele critica é a ausência do poder real, e não a sua presença em terras coloniais. As coisas andam pelo avesso e o que ele defende não é a subversão da ordem, e sim a sua restauração. Gregório de Matos (1990, v. II, p. 1173) acentua:

> *Oh assolada veja eu*
> *Cidade tão suja, e tal,*
> *avesso de todo mundo,*
> *só direita em se entortar.*

E proclamando a existência desta desordem, é contra ela que o autor se insurge. Ele, afinal, é um conservador que gostaria que a sua época vivesse sob os ditames da ordem instituída e lamenta a desordem que presencia, ao mesmo tempo em que assinala os desmandos da justiça e a prepotência dos bacharéis, ao assinalar:

> *Como ser douto cobiça,*
> *a qualquer Moça de jeito*
> *onde pôs o seu direito,*
> *logo acha que tem justiça.* (1990, v. I, p. 195)

Ele não coloca em questão a legitimidade do poder real, mas questiona a competência dos governantes. Assim, Gregório de Matos (1990, v. I, p. 172) acentua em relação ao governador Câmara Coutinho, apelidado de Tucano:

> *Se fosse El-Rei informado,*
> *de quem o Tucano era,*
> *nunca à Bahia viera*
> *governar um povo honrado.*

O que ocorre de errado – os desmandos dos governantes – não são, portanto, de responsabilidade do monarca, que os desconhece e não tem questionado o seu direito de reinar sobre a América Portuguesa. E mesmo a Inquisição não tem questionada sua atuação e seu direito de punir os que se desviam das normas de comportamento por ela estabelecidas. Pelo contrário, Gregório de Matos (1990, v. I, p. 177) acentua:

> *Conheça a Inquisição estas verdades,*
> *E como é certo, o que o soneto diz,*
> *Paguem-se em vivo fogo estas maldades.*

Os culpados aos olhos da Inquisição devem, portanto, arder na fogueira, e o que o poeta lamenta é o fato de isso não acontecer devido ao fato de a instituição desconhecer o que ocorre na Bahia. Novamente é a ausência, e não a presença da ordem que é lamentada.

Da mesma forma Bocage (1968, p. 392), ao descrever o enforcamento de um réu, assinala:

> *Das leis se cumpre a salutar dureza;*
> *Sai a alma de entre o véu da humanidade;*
> *Folga a justiça, e geme a Natureza.*

Aqui, igualmente, é feito o elogio da ordem, a partir, no caso, da constatação de sua presença.

Também a perseguição aos judeus e aos homossexuais por parte da Inquisição é defendida pelo poeta baiano que, fazendo isso, expressa todo seu antissemitismo, compartilhando, assim, da mentalidade de sua época.

Assim, Gregório de Matos (1990, v. I, p. 179) acentua, ao denunciar o homossexualismo de um governador:

> *A vós, fanchono beato,*
> *Sodomita com bioco,*
> *e finíssimo rabi*
> *sem nascerdes cristão-novo.*

E salienta ainda sua origem judaica, ao indagar:

Mandou-vos El-Rei acaso
a Sodoma, ou ao Brasil?
Se não viveis em Judá,
quem vos meteu a Rabi? (v. I, p. 182)

Também em relação à Igreja mantém-se na obra do autor a dualidade em relação à aceitação do poder monárquico e a crítica à atuação de seus representantes. Gregório de Matos tomou ordens menores em Portugal em 1681 e em 1683, ao retornar à América Portuguesa, foi destituído de suas funções pelo arcebispo da Bahia por não aceitar as imposições das ordens maiores nem querer usar batina. E em 1685 ele foi denunciado à Inquisição pelo promotor eclesiástico da Bahia – denúncia que não teve seguimento – que argumentou a denúncia a partir do que seriam os costumes dissolutos do poeta.

Suas relações com a Igreja, portanto, foram sempre tensas, mas ele sempre se manteve no âmbito da fé católica e jamais questionou a existência da instituição nem seu direito de punir os hereges e os infiéis. Mas foi um inimigo do clero de sua época e certamente foi o seu crítico mais virulento.

Bocage (1968, p. 498) define-se:

Devoto incensador de mil deidades
(Digo, de moças mil) num só momento,
E somente no altar amando os frades.

Sem – assim como Gregório de Matos – jamais renegar a fé católica, o que ele expressa, portanto, é a distância que pretende manter em relação ao clero, assim como Gregório de Matos (1990, v. I, p. 348) o faz, ao descrever nestes termos o clero de sua época:

> *Destes beatos fingidos*
> *cabisbaixos, encolhidos,*
> *por dentro fatais maganos,*
> *sendo nas catas uns Janos,*
> *que fazem do vício alarde:*
> *Deus me guarde.*

E suas brigas com sacerdotes renderam diversos poemas, nos quais o autor se dedica a difamar os seus inimigos. Dessa forma, em resposta a um vigário, Gregório de Matos (1990, v. I, p. 606) acentua:

> *Tuas irmãs se casaram*
> *publicamente furtadas,*
> *e há, quem diga, que furadas*
> *d'outros, que se não declaram.*

Ele assim descreve um sacerdote:

> *Fraquíssimo pelas mãos,*
> *e valentão pelo vulto,*
> *no corpo um grande de Espanha,*
> *no sangue escória do mundo.* (1990, v. I, p. 225)

Outro sacerdote é descrito em termos igualmente insultuosos:

> *Magano, infame, vil alcoviteiro,*
> *Das fodas corretor por dous tostões,*
> *E enfim do arreitaço alveitar.* (1990, v. I, p. 229)

E ele assinala em relação a outro clérigo:

> *Vossa luxúria indiscreta*
> *é tão pesada, e violenta,*
> *que em dous putões se sustenta*
> *uma Mulata, e uma Preta.* (1990, v. I, p. 352)

Ele acentua em relação a um frade:

> *Reverendo Frei Antônio*
> *se vos der venérea fome, praza a Deus, que Deus*
> *vos tome,*
> *como vos toma o demônio.* (1990, v. I, p. 249)

Assinala em relação a outro frade:

> *Gabas-te, que se morrem as Mulatas*
> *Por ti, e tens razão, porque as matas*
> *De puro pespegar, e não de amores,*
> *Ou de puros fedores,*
> *Que exalam, porcalhão, as tuas bragas,*
> *Com que matas ao mundo ou as estragas.*
> (1990, v. I, p. 265)

E descreve desta forma um outro sacerdote

> *Reverendo Padre em Cristo,*
> *Fr. Porraz por caridade,*
> *Padre sem paternidade*
> *salvo a tem pelo Anticristo.* (1990, v. I, p. 256)

O que o autor critica em todos estes sacerdotes é o fato de manterem uma vida sexual ativa e, com isso, ignorarem o celibato. Assim, Gregório de Matos (1990, v. I, p. 58) acentua:

> *Com palavras dissolutas*
> *me concluís na verdade,*
> *que as lidas todas de um frade*
> *são Freiras, Sermões e Putas.*

E, ao mesmo tempo, ele vê nestes frades os concorrentes dos leigos em relação a mulheres que também pertencem ao clero e que, evidentemente, preterem suas artes de sedução em privilégio dos frades. Assim, Gregório de Matos (1990, v. II, p. 1093) indaga:

> *A vós digo, Putinhas franciscanas,*
> *Convosco falo, manas,*
> *Ouvi pacito, e respondei-me quedo,*
> *Que quero que me digais certo segredo;*
> *Por que com frades vos dormis aos pares,*
> *E tendes ódio aos membros seculares?*

Mas o autor mantém-se católico, embora seu catolicismo, como é usual na América Portuguesa, não exclua a crença em feitiçarias, com Gregório de Matos (1990, v. II, p. 951) acentuando, por exemplo, em relação a "um cabra da Índia" que se dizia feiticeiro:

> *Veio da infernal masmorra*
> *um cabra, que tudo cura,*
> *às Mulatas dá ventura,*
> *aos homens aumentou a porra.*

E Gregório de Matos (1990, v. II, p. 867) acentua em relação a uma negra que tinha fama de feiticeira:

> *Dormi c'o diabo à destra,*
> *e fazei-lhe o rebolado,*
> *porque o mestre do pecado*
> *também quer a puta mestra.*

Há, porém, em sua obra, a presença de um arrependimento bem barroco, em relação ao qual Hansen (1989, p. 331) acentua:

> *A oposição "masculino-feminino" não é pertinente para a sátira barroca; entretanto, se não levar em conta que a partição fundamental que nela circula é a do "pecado/não-pecado", extensiva a todos os corpos, tanto machos quanto fêmeas.*

E Hansen (1989, p. 338) assinala em relação a Gregório de Matos:

> *Construído como irracional, o tipo vicioso não é livre, pois em todas as ocasiões só obedece à vontade, que o escraviza: não deseja, é desejado do seu desejo, como um ladrão levado do furto que leva.*

Com isso, sua fé o leva a arrepender-se de seus atos, e Gregório de Matos (1990, v. I, p. 68) afirma:

> *Ofendi-vos, Meu Deus, bem é verdade,*
> *É verdade, meu Deus, que hei delinquido,*
> *Delinquido vos tenho e ofendido,*
> *Ofendido vos tem minha maldade.*

E o leva a idealizar uma outra vida, limpa de impurezas e vinculada à fé cristã, com Gregório de Matos (1990, v. I, p. 196) acentuando:

> *Esta vida religiosa*
> *tão sossegada e segura*
> *a toda a boa alma apura,*
> *afugenta a alma viciosa.*

Já Bocage (1968, p. 384), vítima ele próprio da Inquisição, acentua:

> *Um criador funesto à criatura;*
> *Eis o Deus, que horroriza a Natureza,*
> *O Deus do fanatismo e da impostura.*

Mas ele, assim, como Gregório de Matos, jamais renega o catolicismo e proclama-se fiel a Igreja e a Cristo.

Ao celebrar as "graças de Elmira", Bocage (1968, p. 157) acentua:

> *O sacrílego ateu, sem lei, sem siso,*
> *Contemple-te uma vez, que então conhece*
> *Que é força haver um Deus, e um paraíso.*

A fé, aqui, é celebrada a partir da beleza de uma de suas amantes, como se a beleza feminina fosse a mais perfeita expressão da perfeição divina. Sexo e fé, no caso, se misturam, mas o poeta também teme a sua própria perdição, e suplica:

> *De mim próprio me livra, oh Deus supremo!*
> *Porque o meu coração propenso ao vício*
> *É, Senhor, o contrário que mais temo.*
> (1968, p. 356)

E suplica, ainda:

> *Outro Aretino fui... A santidade*
> *Manchei!...Oh! Se me crestes, gente ímpia,*
> *Rasga meus versos, crê na eternidade.* (p. 439)

Por fim, Bocage (1968, p. 370) faz uma declaração de fé, ao se definir:

Não sou vil delator, vil assassino,
Ímpio, cruel, sacrílego, blasfemo;
Um Deus adoro, a eternidade temo,
Conheço que há vontade, e não destino.

Tanto Gregório de Matos como Bocage olham com amargura e pessimismo a condição humana e enxergam na fé católica a única possibilidade de redenção para um ser humano mergulhado no pecado e no sofrimento.

Gregório de Matos (1990, v. II, p. 623) acentua:

O mal sempre é substituto
do bem, que a fortuna veda,
e que ao bem o mal suceda,
é já lei, é já estatuto.

E escreve:

Nasce o Sol, e não dura mais que um dia,
Depois da Luz se segue a noite escura,
Em tristes sombras morre a formosura,
Em contínuas tristezas a alegria.
(1990, v. II, p. 752)

O que reina no mundo e o que nele perdura, portanto, é o mal e o sofrimento. É a mesma conclusão a que chega Bocage (1968, p. 263), ao assinalar:

Oh destino cruel! Oh sorte escura!
Que nem me dure um vão contentamento!
Que nem me dure em sonhos a ventura!

E a constatação da miséria da condição humana leva Bocage (1968, p. 277) a escrever:

> *E enquanto insana multidão procura*
> *Essas quimeras, esses bens do mundo,*
> *Suspiro pela paz da sepultura.*

E Bocage (1968, p. 651), por fim, assim descreve a existência terrena:

> *É todo o mundo um cárcere, em que a Morte*
> *Os míseros viventes guarda, encerra,*
> *Para neles cumprir-se a lei da Sorte.*

Ao mesmo tempo, tanto ele como Gregório de Matos viveram uma vida sexual intensa e escreveram sobre ela, o que, aliás, muito contribuiu para a fama próspera de ambos, com a figura de Bocage ficando como símbolo de devassidão. É como se o sexo surgisse como a única alternativa de prazer e felicidade perante a miséria da condição humana. E tanto um como o outro o celebraram e o viveram como tal.

O PRAZER E A FELICIDADE

O amor, para Bocage, é o destino natural do ser humano. É o que justifica a existência humana e é um sentimento perante o qual a razão se paralisa e se torna impotente.

Bocage (1968, p. 1085), então, acentua:

> *Por mais que a razão me dite*
> *Sisuda moderação,*
> *Vai sempre avante a paixão,*
> *Buscando seu doce fim;*
> *Os amantes são assim;*
> *Todos fogem à razão.*

E ele faz a apologia da relação amorosa ao acentuar:

> *Nascemos para amar; a humanidade*
> *Vai tarde ou cedo aos laços da ternura;*
> *Tu és doce atrativo, ó formosura,*
> *Que encanta, que seduz, que persuade.*
> (1968, p. 232)

A existência sem amor, para ele, é desprovida de sentido, e Bocage (1968, p. 821) exclama:

> *Existir sem amar! Que horror! Que inferno!*
> *Não: viva-se de amor, de amor se morra.*

E assinala:

> *Foi porque Amor cruento*
> *Não quis que extinto eu fosse:*
> *Achou que era mais doce*
> *Morrer do que penar.* (p. 1014)

A apologia do amor feita por Bocage transforma-o em legítimo predecessor do Romantismo, ao passo que a obra de Gregório de Matos nada tem de romântica. Em uma época na qual o casamento, pelo menos entre as elites coloniais, era pensado a partir de uma perspectiva essencialmente utilitária a partir da qual a relação amorosa entre os noivos era pouco ou nada relevante, e em uma época na qual as uniões entre os membros das camadas subalternas raramente passavam pelo casamento, o amor celebrado por ele desconhece a paixão romântica e qualquer forma de platonismo. O que interessa a ele – o único amor que se encontra presente em sua obra – é o amor físico, sendo que as mulheres que nele se encontram presentes são majoritariamente mulatas e prostitutas; normalmente as duas coisas ao mesmo tempo.

Gregório de Matos (1990, v. II, p. 918) acentua:

> *O Amor é finalmente*
> *um embaraço de pernas*
> *uma união de barrigas,*
> *um breve tremor de artérias.*
> *Uma confusão de bocas*
> *uma batalha de veias,*
> *um rebuliço de ancas,*
> *quem diz outra coisa, é besta.*

O amor resume-se, portanto, ao prazer físico, e o realismo com o qual ele vê a relação amorosa faz com que a linguagem utilizada para descrevê-la seja necessariamente realista. Vale para a linguagem utilizada pelo autor, nesse sentido, a descrição que Bakhtin faz da linguagem medieval que foi, segundo ele, carnavalizada:

> *É uma espécie de carnavalização da linguagem que a libera da seriedade malsã e unilateral da concepção oficial, assim como das verdades correntes e dos pontos de vista ordinários. Esse carnaval verbal liberava a consciência humana dos entraves seculares da concepção medieval, preparando uma nova seriedade lúcida.* (BAKHTIN, 1987, p. 374)

São também estes entraves que Gregório de Matos busca superar. Assim, se há um nítido conservadorismo na maneira como o autor pensa as relações sociais e políticas de seu tempo, ele, ao mesmo tempo, subverte e carnavaliza – para usar a expressão bakhtiniana – estas relações a partir de sua apologia do amor físico e da liberdade sexual.

O amor físico é divino e a liberdade de expressão no que tange à sua descrição é uma liberdade concedida por Deus. Assim, Gregório de Matos (1990, v. I, p. 438) indaga:

> *Quem pôs o nome de crica*
> *à crica, que se esparralha,*
> *senão nosso Pai Adão*
> *quando com Eva brincava?*
> *Pois se pôs o nome às cousas*
> *o Pai da nossa prosápia,*
> *porque Deus lho permitiu,*
> *nós por que hemos de emendá-las?*

Ao mesmo tempo, o corpo deve ser livre para se expressar e para o gozo de seus prazeres. Encontramos com isto, na obra do autor, o que Bakhtin chama de realismo grotesco, do qual, segundo ele, Rabelais foi o principal cultor.

No realismo grotesco, que é o realismo rabelaisiano, o baixo, assinala Bakhtin (1987, p. 140), representa a vida: "Por que, afinal, as tripas tiveram um tal papel no realismo grotesco? As tripas, os intestinos, são o ventre, *as entranhas, o seio materno, a vida*". E, com isso, tal realismo repudia qualquer forma de ascese, ressaltando, pelo contrário, a positividade do corpo, de suas funções e de seus desejos. É o que Bakhtin (1987, p. 17) afirma:

> *No realismo grotesco, o elemento material e corporal é um princípio profundamente* positivo, *que nem aparece sob uma forma egoísta, nem separado dos demais aspectos da vida.*

E assim como ocorre na obra de Rabelais, o corpo é celebrado na obra do poeta baiano a partir de sua parte de baixo; de sua parte menos "nobre", o que sublinha a liberdade integral a ser concedida a ele. Assim, Gregório de Matos (1990, v. II, p. 836) acentua:

> *O peido, que penaliza,*
> *é sorrateiro, e calado:*
> *o peido há de ser falado,*
> *ou ao menos estrondoso,*
> *porque aquele, que é fanhoso,*
> *é peido desconsolado.*

E, com isso, a celebração da parte de baixo do corpo, tanto na obra de Rabelais quanto na obra de Gregório de Matos, representa também a celebração do ato sexual, que é assim descrito por Rabelais (1991, v. I, p. 456):

> *Para esse fim, cada membro mais precioso de sua nutrição decide destinar uma parte, e a manda para baixo. A natureza ali preparou vasos e receptáculos oportunos, pelos quais descendo para as partes genitais, em longos rodeios e flexuosidades, recebe forma competente e encontra lugares idôneos, tanto no homem como na mulher, para conservar o gênero humano.*

Ao mesmo tempo, contudo, que prega a liberdade sexual e a vivencia em seu cotidiano, Gregório de Matos ironiza o marido traído e deplora o comportamento das mulheres de seu tempo. Tal liberdade, portanto, não inclui o direito ao adultério, pelo menos por parte das mulheres, e é uma liberdade exclusivamente masculina, com as mulheres sendo vistas pelo poeta como passivos objetos de prazer. O autor é, portanto, ao mesmo tempo libertário e moralista, e são bem as contradições de seu tempo, no qual uma ampla permissividade convive com um rígido moralismo, que o autor encarna a partir desta dualidade. Gregório de Matos (1990, v. I, p. 35) acentua:

> *A casada com adorno,*
> *e o Marido mal vestido,*
> *crede, que este mal Marido*
> *penteia monho de corno.*

Deve haver, portanto, uma postura recatada por parte da esposa, e quando tal recato inexiste é porque o adultério está sendo efetivado. E, da mesma forma, a defesa da liberdade sexual não exclui o reconhecimento da existência do ciúme, em relação ao qual Gregório de Matos (1990, v. I, p. 510) escreve:

> *És ciúme martírio da vontade,*
> *Verdadeiro tormento para engano,*
> *E cega presunção para verdade.*

O ciúme, portanto, é uma forma de cegueira, por não impedir que o adultério se consuma e, efetivamente, as mulheres, na América Portuguesa, por mais reclusas que vivessem, conheciam as artes e as manhas do engano, da sedução e da traição.

Já Bocage (1968, p. 221) descreve o ciúme como um sentimento infernal:

> *Vê-se arder, fumegar sulfúreo lume...*
> *Que estrondo! Que pavor! Que abismo infando!...*
> *Mortais, não é o Inferno, é o Ciúme!*

E assinala:

> *Amor inda é mais suave*
> *Que das rosas o perfume,*
> *Mas envenena-lhe as graças*
> *A negra fúria do ciúme.* (p. 1091)

Também em sua obra, portanto, o ciúme aparece como uma espécie de lado negro do amor.

Bocage (1968, p. 1065) descreve a mulher como um ser ambivalente:

> *Não haja no mundo alguém,*
> *Que com um, ou outro afeto,*
> *Chame a mulher mal completo,*
> *Ou chame completo bem.*

Já o perfil que Gregório de Matos traça do sexo feminino é francamente depreciativo e marcado por forte misoginia. A mulher, para ele, dá prazer ao homem, mas é pérfida e traiçoeira. Sua religiosidade, por exemplo, é falsa, o que Gregório de Matos (1990, v. I, p. 45) acentua:

> *As mulheres são piores,*
> *porque se lhes faltam brincos*
> *manga a volá, broche, troço,*
> *ou saia de labirintos,*
> *não querem ir para a Igreja,*
> *seja o dia mais festivo,*
> *mas em tendo essas alfaias,*
> *saltam mais do que cabritos.*

Descrevendo as infidelidades praticadas por uma mulher, Gregório de Matos (1990, v. I, p. 623) define tal comportamento como paradigmático, uma vez que as mulheres são essencialmente infiéis:

> *Mas vós sois uma traidora,*
> *falsa, fingida, infiel,*
> *aleivosa, e fementida,*
> *sobretudo, sois mulher.*

E Eva é mais traiçoeira que a serpente que a enganou:

> *Eva falta, e Eva mente,*
> *e tem-me enganado enfim,*
> *com que a Eva para mim*
> *é pior que uma serpente.* (1990, v. II, p. 937)

O comportamento das mulheres baianas, tal como descrito pelo autor, pode ser definido como um acúmulo de mentiras e traições. Quando elas engravidam fora do casamento, por exemplo, não hesitam em abortar, como Gregório de Matos (1990, v. I, p. 47) acentua:

> *Então vendo-se opiladas,*
> *se não é do santo vínculo,*
> *para livrarem do achaque,*
> *buscam certos abortinhos.*

E as mulheres são perigosas, uma vez que, ao mesmo tempo em que proporcionam prazer, roubam a liberdade do homem, o que Gregório de Matos (1990, v. I, p. 354) salienta:

> *Para as Damas da Cidade*
> *Brancas, Mulatas e Pretas,*
> *que com sortílegas tretas*
> *roubam toda a liberdade.*

E o jugo e a reclusão a que as mulheres são submetidas são enganosos, uma vez que são elas que subjugam os homens, o que Gregório de Matos (1990, v. II, p. 803) assinala:

> *Quem no mundo há de ter modos*
> *de prender uma mulher*
> *tão destríssima em prender,*
> *que de um olhar prende a todos.*

Com isso, as coisas se invertem e as mulheres surgem como o sexo dominante, embora aparentem ser as dominadas. E por isso, na perspectiva do autor, elas são perigosas.

As mulheres são objetos de prazer e as relações sexuais que o autor estabelece, tais como descritas em sua obra, envolvem, em sua maioria, prostitutas.

Em Salvador há grande quantidade delas, de acordo com a descrição de Gregório de Matos (1990, v. I, p. 50):

> *O que sei é que, em magotes*
> *de duas, três, quatro, cinco*
> *as vejo todas as noites*
> *sair de seus esconderijos.*

E ele ainda faz a seguinte descrição de Itaparica:

> *Ilha de Itaparica, alvas areias,*
> *Alegres praias, frescas, deleitosas,*
> *Ricos polvos, lagostas deliciosas,*
> *Farta de putas, rica de baleias.* (1990, v. II, p. 1120)

O fato de haver grande número em prostitutas, seja em Salvador, seja em Itaparica é, portanto, motivo de louvor por parte do poeta. Afinal, é possível concluir, ao se prostituírem as mulheres estão cumprindo o seu papel, que é dar prazer aos homens.

Mas também as prostitutas são perigosas por exercerem seu poder sobre os homens, o que Gregório de Matos (1990, v. I, p. 290) acentua em certo a um Capitão Adão:

> *A Puta com seus extremos*
> *vos quis da via torcer,*
> *que nós por uma mulher*
> *a cabeça, e pés torcemos.*

E também entre as prostitutas deve haver uma certa ordem, com Gregório de Matos (1990, v. II, p. 877) escrevendo em relação a uma certa "Puta Andresona":

> *Entram na tua casa a seus contratos*
> *Frades, Sargentos, Pajens, e Mulatos*
> *porque é tua vileza tão notória,*
> *que entre os homens não acha mais que escória.*

Tal ordem retrata, no caso, uma hierarquia que se reflete na qualidade da clientela de cada prostituta. E havendo uma certa hierarquia entre as prostitutas, nela as mulatas exercem a soberania. Estamos, afinal, na América Portuguesa; período no qual a prostituição ainda era exercida sob o signo da mulata. E mencionando uma destas, Gregório de Matos (1990, v. II, p. 860) afirma:

> *Jelu, vós sois rainha das Mulatas,*
> *E sobretudo sois Deusa das putas,*
> *Tendes o mando sobre as dissolutas,*
> *Que moram na quitanda dessas Gatas.*

O poeta declara diversas vezes sua paixão pelas mulatas; paixão exclusivamente carnal, evidentemente, uma vez que não há menção a outro tipo de amor em seus poemas. E as mulatas, na escala por ele estabelecida, são superiores às brancas.

Gregório de Matos (1990, v. II, p. 1028) acentua, assim, em relação a uma certa Catona:

> *É parda de tal talento,*
> *que a mais branca, e a mais bela*
> *deseja trocar com ela*
> *a cor pelo entendimento.*

E escreve em relação a duas irmãs pardas:

> *As Putas desta cidade,*
> *ainda as que são mais belas,*

> não são nada diante delas,
> são bazófia da beldade. (1990, v. II, p. 958)

Gregório de Matos (1990, v. II, p. 1084) descreve neste termos seu amor pelas mulatas:

> Valha-te Deus por cabrinha,
> valha-te Deus por Mulata,
> e valha-me Deus a mim,
> que me meto em guardar cabras.

E sentindo-se rejeitado por elas, indaga:

> Mulatinhas da Bahia,
> que toda a noite em bolandas
> correis ruas, e quitandas
> sempre em perpétua folia,
> porque andais nesta porfia,
> com quem de vosso amor zomba?
> (1990, v. II, p. 930)

E afirma em relação a algumas delas:

> Tornaram-se a emborrachar
> As Mulatas da contenda,
> Elas não tomam emenda,
> Pois eu não me hei de emendar. (1990, v. I, p. 479)

Da mesma forma, ele afirma em relação a uma mulata:

> *Minha rica Mulatinha*
> *desvelo, e cuidado meu,*
> *eu já fora todo teu,*
> *e tu foras toda minha.* (1990, v. II, p. 1153)

Se há na obra de Gregório de Matos toda uma apologia da mulata enquanto objeto de desejo, seu conservadorismo fica nítido mais uma vez a partir do desprezo por ele manifestado em relação aos mulatos. Ele critica a quebra da hierarquia social que seria representada pela ascensão do mulato e pela soberba deste perante o branco que, na perspectiva por ele delineada, é uma espécie de senhor natural em relação ao mulato e ao negro. Assim deve ser, e qualquer quebra desta hierarquia é motivo de críticas acerbas por parte do autor.

Mas é esta hierarquia que, para ele, já não existe na Bahia, com Gregório de Matos (1990, v. II, p. 1164) descrevendo-a:

> *Terra tão grosseira, e crassa,*
> *que a ninguém se tem respeito,*
> *salvo quem mostra algum jeito*
> *de ser Mulato.*

Ele descreve ainda a situação reinante em terras coloniais:

> *Um Branco muito encolhido,*
> *um Mulato muito ousado,*
> *um Branco todo coitado,*
> *um canaz todo atrevido;*
> *o saber muito abatido,*
> *a ignorância e ignorante*
> *mui ufano, e mui farfante,*
> *sem pena, ou contradição:*
> *milagres do Brasil são.* (1990, v. I, p. 600)

Descreve a postura "desavergonhada" dos mulatos:

> *Muitos mulatos desavergonhados,*
> *Trazidos pelos pés os homens nobres,*
> *Posta nas palmas toda a picardia.*
> (1990, v. I, p. 33)

Mas os adverte:

> *Alerta Pardos do trato,*
> *a quem a soberba emborca,*
> *que pode ser hoje forca,*
> *o que foi ontem mulato.* (1990, v. I, p. 327)

Também Bocage se insurge contra a prosápia dos mulatos, que teimam em não reconhecer o seu lugar. Assim, escrevendo "A um célebre mulato Joaquim Manuel, grande tocador de viola e improvisador de modinhas", Bocage (1968, p. 305) o define:

> *Esse cabra, ou cabrão, que anda na berra,*
> *Que mamou no Brasil surra e mais surra,*
> *O vil estafador da vil bandurra,*
> *O perro, que nas cordas nunca emperra.*

Também as negras são celebradas e atraem o poeta baiano, o que fica claro quando Gregório de Matos (1990, v. II, p. 1075) descreve seu cotidiano na vila de São Francisco:

> *Há cousa como estar em São Francisco,*
> *Onde vamos ao pasto a tomar fresco,*
> *Passam as negras, fala-se burlesco,*
> *Fretam-se as negras, todas caem no visco.*

Mas a descrição que ele faz tão delas não é, nem de longe, tão lúdica quanto a descrição das mulatas. Assim, ele acentua em relação a uma negra:

> *Era tão azevichada,*
> *Tão luzente, e tão flamante,*
> *que eu cri, que naquele instante,*
> *saiu do porto breada.* (1990, v. I, p. 294)

E assinala em relação a outro capitão:

> *Item na negra boçal,*
> *que tendes de porta adentro,*
> *diz, que estais no vosso centro,*
> *porque sois branco asnaval.* (1990, v. I, p. 295)

E os negros, para ele, são naturalmente destinados à escravidão. São, afinal, seres malditos, gerados pelo demônio, tal como Gregório de Matos (1990, v. II, p. 979) os descreve:

> *Gerou o maldito Cão*
> *não só negros negregados,*
> *mas como amaldiçoados*
> *sujeitos à escravidão.*

As mulatas, portanto, são enaltecidas enquanto objetos de prazer, e o autor reclama quando elas não se colocam à disposição para a satisfação de seu desejo. Já os mulatos são criticados por tentarem se equiparar aos brancos, não reconhecendo com isto o seu lugar, ao mesmo tempo em que os negros são destinados a serem escravos. E, no fundo, tanto em uma situação como em outra, é o papel predominante do homem branco na hierarquia colonial – hierarquia sexual, no que diz respeito à mulata, hierarquia social no que diz respeito ao mulato – que deve ser mantida. A defesa da liberdade sexual feita por Gregório de Matos não é contraditória, portanto, em relação ao seu conservadorismo.

Capítulo 2

ALUÍSIO AZEVEDO, JÚLIO RIBEIRO, ADOLFO CAMINHA, DOMINGOS OLÍMPIO

ENTRE A ANOMALIA E O AMOR CONJUGAL

Os quatro autores a serem aqui estudados foram os principais representantes do naturalismo brasileiro. Júlio Ribeiro foi um escritor e gramático paulista nascido em 1845 e falecido em 1890, tendo publicado *A carne*, seu principal romance em 1888. Domingos Olímpio foi um escritor e jornalista cearense nascido em 1851 e falecido em 1906, tendo publicado *Luzia-Homem*, seu único romance, em 1903. Adolfo Caminha foi um escritor e jornalista cearense nascido em 1867 e falecido em 1897, tendo publicado seus dois principais romances entre 1893 e 1895. E Aluísio Azevedo, por fim, o mais famoso dos quatro tanto em vida quanto postumamente, foi um escritor maranhense nascido em 1857 e falecido em 1913, tendo deixado definitivamente de escrever, contudo, em 1895, para se dedicar à carreira diplomática, e tendo publicado sua obra literária entre 1880 e 1895.

O naturalismo, enquanto tendência e enquanto programa literário a unir diferentes escritores, nasceu e morreu no período que medeia entre a publicação de *O mulato*, de Aluísio Azevedo, em 1881, e a publicação do romance de Domingos Olímpio. E seu ideário teve como parâmetros a transposição para a literatura dos ideais cientificistas que, a partir de 1870, moldariam, por exemplo, as produções associadas à Escola do Recife e as obras de autores a ela vinculados, como Tobias Barreto e Sílvio Romero.

Seu modelo, é claro, foi o naturalismo francês, assim descrito por Carpeaux (1982, v. VI, p. 1574): "O romance naturalista francês: isto é, Zola e algumas mediocridades". E Capeaux (v. VI, p. 1570) ainda assinala em relação ao principal representante da escola:

> *O nome de Zola não costuma figurar nas discussões sobre os problemas do romance moderno; e certos críticos da vanguarda chegam a afirmar que "Zola já não é lido".*

Tampouco o naturalismo brasileiro sobreviveu como objeto de debates literários, mas sua influência, por outro lado, assim como a influência de Zola, foi tão profunda que mal chegou a ser percebida, por já haver impregnado o fazer literário. Coube aos naturalistas, afinal – tanto franceses quanto brasileiros – desvendar novas temáticas e incorporá-las ao cânone literário, dando ao escritor a liberdade de abordar de forma franca temas até então interditos. A influência do naturalismo foi, portanto, antes temática que estilística.

Por outro lado, se o naturalismo brasileiro produziu obras medíocres como o romance de Júlio Ribeiro, ao lado de um romance dotado de valor literário como *O cortiço*, de Aluísio Azevedo, tanto um romance como o outro ajudam a compreender como o debate sobre a sexualidade no Brasil se deu no fim do século XIX, período em que ambas as obras foram escritas. E, nesse sentido, tanto um livro quanto o outro – bem como as obras dos demais autores a serem aqui abordados, e que foram os principais representantes do naturalismo brasileiro – são bastante úteis para situar o imaginário referente à sexualidade na transição do século XIX para o século XX.

Moutinho (2004, p. 107) acentua: "Uma questão que parece ser central nos romances de Aluísio Azevedo é a força de determinações sociais, a despeito dos desejos individuais". Tal determinismo se faz presente, efetivamente, nos romances de Azevedo, mas não apenas neles, sendo uma característica fundamental do naturalismo. Um dos princípios doutrinários da escola, afinal – e no caso do naturalismo, mais que de uma escola literária trata-se de uma doutrina – é a existência de forças – e não apenas de forças sociais, mas, também, de forças naturais que se expressam principalmente a partir da sexualidade – a determinar o comportamento humano, sem que os personagens consigam sobrepor-se a elas.

Tomemos um exemplo: a história de *Luzia-Homem* se passa no interior do Ceará durante a seca de 1877 e narra os sofrimentos dos retirantes – entre os quais a personagem que dá nome ao romance e que termina assassinada por um soldado que se apaixonara por ela sem ser correspondido – em meio à calamidade. Neste cenário, um dos poucos caminhos abertos para as moças que fogem da seca, como assinala o autor, é a prostituição, e Olímpio (1976, p. 62) acentua em relação às retirantes que se prostituem:

> *É essa a história da peregrinação mundana das desgraçadas, que se desterram do seio amigo da família, quebrando o suporte dos afetos puros, e, vagando sem rumo, na ebriedade de gozos efêmeros, à mercê da fatalidade intangível e cega.*

Mais que uma tragédia natural e social, portanto, a seca é vista pelo autor como um determinismo: como uma fatalidade incoercível a moldar a trajetória das pessoas, que tentam inutilmente se rebelar contra seus destinos. É o que tenta fazer Luzia, sendo que Olímpio (1976, p. 66) acentua em relação a ela:

> *E o seu espírito, flutuando à mercê de noções incompletas do bem e do mal, das causas e efeitos reguladores*

da vida, se rebelava, em assomos impotentes, contra as injustiças do destino cego e louco.

Também nos romances de Aluísio Azevedo as personagens agem a partir de uma força interior em relação a qual não exercem nenhum controle. Assim, em relação à Teobaldo – o melhor amigo do *Coruja*, mas que o prejudica incessantemente e o arruína, por fim –, Azevedo (1940, p. 137) acentua como

> *o verdadeiro temperamento deste, aquele temperamento herdado do velho cavalheiro português e da cabocla paraense, aquele temperamento mestiço agravado por uma educação de mimos e liberdades sem limites, começou a ressurgir como o sol depois de uma tempestade.*

E assinala, ainda, como ele se sente impotente perante o peso determinante de seu próprio temperamento:

> *Maldita educação! Maldito temperamento! Compreender o seu estado e não poder reagir contra ele; sentir escorregar-se para o abismo e não conseguir sustentar a queda; haverá maior desgraça e mais dolorosa tortura.* (1940, p. 180)

Da mesma forma, Azevedo (1954, p. 40) acentua em relação a Amâncio, personagem principal de *Casa de pensão*, marcado por uma abulia comum aos personagens do autor, *como estas, outras e outras recordações foram-se enfiando e desenfiando pelo espírito sensual e mesquinho do vaidoso, até deixá-lo mergulhado na apatia dos entes sem ideais e sem aspirações.*

E assinala: "Ele, coitado, havia fatalmente de ser mau, covarde e traiçoeiro" (1940, p. 159). E, por fim, sua reação perante a morte de um colega de pensão é descrita nestes termos:

Amâncio teve um assomo de cólera; seu temperamento nervoso e egoísta revolucionava-se com o choque daquele incidente desagradável, que lhe não dizia respeito e vinha-lhe todavia roubar despoticamente o sossego. (1954, p. 212)

O comportamento de Amâncio, assim como ocorre também em relação ao comportamento dos personagens de Adolfo Caminha, é regido por forças – comumente de origem hereditária – que ele é simplesmente incapaz de controlar, sendo a hereditariedade, aliás, um conceito de grande importância na doutrina naturalista.

Dessa forma, Caminha (1973, p. 44) assim descreve o comportamento de Lídia, melhor amiga de Maria do Carmo, a normalista que dá o título ao romance:

A razão por que ainda não se casara ninguém ignorava, toda a gente sabia – é que a filha da viúva Campelo, por via do atavismo, puxava à mãe. Não havia

206

*na cidade rapazola mais ou menos elegante, caixeiro
de loja de modas que não se gabasse de a ter beijado.*

Por outro lado, Caminha (1973, p. 132) acentua
em relação ao casamento de Lídia:

> *Daí quem sabia? Talvez fossem muito felizes.
> Conheciam-se moças mal comportadas que, depois,
> casando-se, tinham-se tornado verdadeiras mães de
> família.*

No caso, há uma possibilidade de recupera-
ção que a personagem, aliás, consegue aproveitar,
sendo feliz, de fato, no casamento. Mas, em relação
ao personagem-título de *Bom-Crioulo*, tal determi-
nação é irresistível.

Caminha (2002, p. 22) acentua em relação ao Bom-
-Crioulo:

> *A força nervosa era nele uma qualidade intrínseca
> sobrepujando todas as outras qualidades fisiológicas,
> emprestando-lhe movimentos extraordinários, inven-
> cíveis mesmo, de um acrobatismo imprevisto e raro.*

Descreve-o:

> *Não havia osso naquele corpo de gigante: o peito
> largo e rijo, os braços, o ventre, os quadris, as per-
> nas, formavam um conjunto respeitável de múscu-
> los, dando uma ideia de força física sobre-humana,*

dominando a maruja, que sorria boquiaberta diante do negro. (p. 28)

E assinala: "Era uma massa bruta de músculos ao serviço de um magnífico aparelho humano" (p. 31). É como se o personagem existisse apenas a partir de seu corpo, que impõe ao espírito a sua vontade, sem que seja possível qualquer forma de resistência. E este é bem um pressuposto naturalista: a preponderância do corpo sobre o espírito.

Outro pressuposto naturalista é a descrição do mundo como uma arena na qual todos lutam entre si, no qual não há regras e no qual a vitória cabe ao mais forte e ao mais fraco cabe apenas o sofrimento e a derrisão. Os autores naturalistas, nesse sentido, são pessimistas e amorais, ao mesmo tempo em que suas obras perfilham, contraditoriamente, um claro sentido moralista.

Trata-se de pressuposto que Júlio Ribeiro (1998, p. 101) assinala, a partir do vocabulário cientificista que caracteriza o romance:

> *A força é uma contração da fibra muscular, o pensamento é uma irritação da célula nervosa: por que não empregar uma contra a outra? Na batalha da existência, seja qual for a arma a empregar, o que importa é não ficar vencido: o vencedor tem sempre razão.*

E trata-se, igualmente, de um pressuposto que um personagem de Aluísio Azevedo (1940, p. 50) defende, ao aconselhar seu filho:

> *O mundo, meu filho, compõe-se apenas de duas classes – a dos fortes e a dos fracos; os fortes governam, os outros obedecem. Ama aos teus semelhantes, mas não tanto como a ti mesmo, e entre amar e ser amado, prefere sempre o último; da mesma forma que deves preferir sempre – dar, a pedir, principalmente se o obséquio for de dinheiro.*

O mundo dos naturalistas é, também, profundamente desigual, tanto em termos de gênero quanto em termo de raças. Para os naturalistas, a mulher é inferior ao homem e o branco é superior ao negro e ao mestiço. E os personagens de Aluísio Azevedo, sejam eles brancos, negros ou mestiços, agem a partir deste pressuposto.

Assim, quando João Romão, o dono do cortiço descrito no romance, propõe a sua amante mestiça que morem juntos, Azevedo (1999, p. 16) descreve a reação desta:

> *Ele propôs-lhe morarem juntos e ela concordou de braços abertos, feliz em meter-se de novo com um português, porque como toda a cafuza, Bertoleza não queria sujeitar-se a negros e procurava instintivamente o homem numa raça superior à sua.*

E Azevedo (1999, p. 151) descreve ainda a admiração de Rita – o protótipo da brasileira sensual – por

Jerônimo, que reúne em si, antes de ser corrompido por ela, as virtudes do português superior:

> *Mas desde que Jerônimo propendeu para ela, fascinando-a com a sua tranquila seriedade de animal bom e forte, o sangue mestiço reclamou os seus direitos de apuração, e Rita preferiu no europeu o macho de raça superior.*

Por ser mestiço, o brasileiro é inferior ao português, e este triunfa – caso de João Romão – quando consegue subjugar a brasileira que lhe faz companhia, mas quando isso não ocorre a ascensão se torna impossível. Nesse sentido, o impasse de Miranda, português como João Romão, é assim descrito por Azevedo (1999, p. 27):

> *Pensava fazer-se senhor do Brasil e fizera-se escravo de uma brasileira mal-educada e sem escrúpulos de virtude. Imaginara-se talhado para grandes conquistas e não passava de uma vítima ridícula e sofredora.*

Na relação sexual entre o homem branco e a mestiça e a negra, a preponderância deve caber ao homem; este deve ser o sentido a nortear a sexualidade brasileira e a formação social e racial da nação.

Os moradores do cortiço, que formam uma espécie de painel do povo brasileiro com sua sensualidade intrínseca e determinante e com sua mentalidade mestiça, sentem igualmente a atração que o ser superior exerce sobre o inferior, com tal superioridade podendo ser simbolizada de diversas formas, sendo que, ao longo do romance, uma criança, por exemplo, a simboliza. Assim, segundo Azevedo (1999, p. 176),

> *em toda aquela gente havia uma necessidade moral de eleger para mimoso da sua ternura um entezinho delicado e superior, a que eles privilegiavam respeitosamente como súditos a um príncipe.*

Aluísio Azevedo narra ainda, em *O mulato*, a trajetória de Raimundo, um mestiço culto e europeizado que, no romance e devido à sua trajetória, surge como uma espécie de antítese de sua raça, mas permanece sendo discriminado devido à sua condição racial; contradição que faz nascer a revolta no personagem e termina levando-o à morte, vítima de um assassinato que termina impune. E Azevedo (1981, p. 131) descreve como Raimundo, ao ser discriminado, reagia à simples menção da palavra mulato:

> *Aquela simples palavra dava-lhe tudo o que ele até aí desejara e negava-lhe tudo ao mesmo tempo, aquela palavra maldita dissolvia as suas dúvidas, justificava o seu passado; mas retirava-lhe a esperança de ser feliz, arrancava-lhe a pátria e a futura família.*

Mesmo denunciando a discriminação racial, porém, o naturalismo termina incorporando a ideologia do branqueamento, aceita majoritariamente pelos intelectuais brasileiros do período no qual a escola floresceu. E, no imaginário naturalista, a sexualidade brasileira também deve privilegiar o branqueamento necessário da raça, mas a perspectiva de um autor naturalista como Aluísio Azevedo no que tange ao aprimoramento do brasileiro e em relação à sua formação identitária é profundamente pessimista.

Mário de Andrade (1965, p. 23) acentua:

> *Nosso clima, nossa alimentação, nossa preguiça, nosso sistema de vida e trabalho rural, nossas dificuldades de comunicação, predispõem a uma atividade sexual evidentemente em contradição com o depauperamento físico do nosso homem, defraudado por uma alimentação enganadora.*

Não se trata, é claro, nem remotamente, de identificar Mário de Andrade com os princípios do naturalismo, mas ele, neste trecho, situa a sexualidade brasileira como um dos fundamentos da formação problemática da identidade nacional. É como se a sensualidade do brasileiro o levasse a uma atividade sexual excessiva e em franca contradição com seu organismo debilitado. É como se tal sensualidade fosse um fator de ruína do brasileiro e, em *O cortiço*, é a sensualidade de Rita que abrasileira Jerônimo, que por ela abandona Piedade, inicialmente tão virtuosa quanto ele. Mas Jerônimo encontra a felicidade ao lado da sensual Rita, mesmo sendo uma felicidade malandra e preguiçosa; brasileira, portanto, ou macunaímica, na perspectiva andradeana. Já Piedade, por ser mulher, e, portanto, mais fraca, encontra apenas a autodestruição.

Casada com Jerônimo, Piedade é assim descrita por Azevedo (1999, p. 38):

> *Piedade merece bem o seu homem, muito diligente, sadia, honesta, forte, bem acomodada com tudo e com todos, trabalhando de sol a sol e dando sempre tão boas contas da obrigação, que os seus fregueses de roupa, apesar daquela mudança para Botafogo, não a deixaram quase todos.*

E em comparação, Rita é descrita nestes termos:

> *Irrequieta, saracoteando o atrevido e rijo quadril baiano, respondia para a direita e para a esquerda, pondo à mostra um fio de dentes claros e brilhantes que enriqueciam a sua fisionomia com um realce fascinador.* (1999, p. 58)

A transição de Jerônimo de Piedade para Rita e, portanto, das virtudes portuguesas para a sexualidade brasileira, é descrita pelo autor também em termos de mudança de gosto musical. Em um momento, lemos:

> *Era nesses momentos que dava plena expressão às saudades da pátria, com aquelas cantigas melancólicas em que a sua alma de desterrado voava das terras abrasadas da América para as aldeias tristes da sua infância.* (1999, p. 55)

Mas, ao ouvir um chorado, sua reação é outra:

> *Aí, de queixo grudado às costas da mão, contra uma cerca de jardim, permaneceu, sem tugir nem mugir, entregue de corpo e alma àquela cantiga sedutora e voluptuosa que o enleava e tolhia, como à robusta gameleira raiava o cipó flexível, carinhoso e traiçoeiro.* (1999, p. 73)

E Azevedo (1999, p. 175) conclui a transformação:

> *O português abrasileirou-se para sempre; fez-se preguiçoso, amigo das extravagâncias e dos abusos, luxurioso e ciumento, fora-se-lhe de vez o espírito da economia; perdeu a esperança de enriquecer, e deu-se todo, todo inteiro, à felicidade de possuir a mulata, ser possuído só por ela, e mais ninguém.*

O que temos aqui, portanto, é o trinfo da sexualidade mestiça da qual Gregório de Matos já fizera a apologia. Já a decadência de Piedade transforma-a em alcoólatra, e Azevedo (1999, p. 184) a descreve:

> *Quando João Romão entrou de volta da casa de Miranda, encontrou-a a dançar ao som de palmas, gritos e risadas, no meio de uma grande troça, a saia levantada, os olhos requebrados, a pretender arremedar a Rita no seu choradinho da Bahia. Era a boba da roda. Batiam-lhe palmadas no traseiro e com o pé embaraçavam-lhe as pernas para a ver cair e rebolar-se no chão (p. 184).*

E Azevedo (1999, p. 201) conclui:

> *Pobre mulher! Chegara aos extremos dos extremos. Coitada! Já não causava dó, causava repugnância e nojo. Apagara-se-lhe os últimos vestígios do brio; vivia andrajosa, sem nenhum trato e sempre ébria, dessa embriaguez sombria e mórbida que se não dissipava nunca.*

Os naturalistas foram ainda, e cada um a seu modo, críticos radicais da sociedade de seu tempo, mas na crítica feita por eles houve muito de moralismo. Assim Caminha (1973, p. 92) descreve como Zuza, um rapaz filho de uma família rica que tentou seduzi-la, via a pureza de Maria do Carmo: "Uma rapariga assim era um caso esporádico, uma verdadeira exceção no meio de uma sociedade roída por quanto vício há no mundo". E esta é a maneira como o autor, bem como seus companheiros de escola literária, vê a sociedade brasileira. Trata-se de uma sociedade marcada pela violência que a escravidão nela introduziu, e que fundamenta as relações amorosas descritas em *Bom-Crioulo*, o que Barcellos (1998, p. 15) acentua em relação ao romance:

> *Nele, o homoerotismo aparece num contexto bem específico, em que as relações de hierarquia e poder de uma sociedade escravista assumem um caráter estamental, sadomasoquista.*

Na denúncia destes vícios o naturalismo pretende ser amoral, mas é moralista. Pretende denunciar a vacuidade e a hipocrisia das regras morais existentes na sociedade, defendendo a preponderância do instinto sobre a moral e da natureza sobre as regras sociais, mas nos textos escritos pelos autores naturalistas surge constantemente a idealização dos valores familiares e da mulher como dona de casa alheia ao mundo lá fora e submissa ao seu marido. E este é o universo moral do qual eles não conseguem se desvencilhar; o universo da moralidade burguesa, o que os transforma em herdeiros do ideal romântico que fundamentou, no século XIX, a valorização do relacionamento conjugal, por mais que eles se definam como críticos do romantismo.

Por exemplo, Lenita, a personagem de *A carne*, que representa o modelo da mulher livre e a avessa às convenções morais, repensa em um determinado momento a sua trajetória e conclui pela validade destas convenções. Assim, Ribeiro (1998, p. 41) descreve o raciocínio da personagem:

> *Teria amantes, por que não? Que lhe importava a ela as murmurações, os* diz-que-diz *da sociedade brasileira, hipócrita, maldizente. Era moça, sensual, rica – gozava. Escandalizava, pois que se escandalizassem.*

Mas, por fim, ela conclui:

É loucura quebrar de chofre o que é produto de uma evolução de milhares de séculos. A sociedade tem razão: ela assenta sobre a família, e a família assenta sobre o casamento. Amor que não tenda a santificar--se pela constituição da família, pelo casamento legal, aceito, reconhecido, honrado, não é bruteza animal, é desregramento de sentido. (1998, p. 128)

Também no universo de Aluísio Azevedo, composto de um lado por mulheres sensuais e de outro por mulheres histéricas e reprimidas, a dona de casa surge como o modelo ideal de comportamento social. Assim, uma dona de casa é assim descrita por Azevedo (1940, p. 43):

Laura, assim se chamava a boa esposa, era um desses anjos, criados para a boa segurança do lar doméstico; uma dessas criaturas que nascem para fazer a felicidade dos que a cercam.

Também Caminha (1973, p. 127) assim descreve a mãe de Zuza:

Era uma senhora de quarenta anos com todos os característicos de uma boa esposa: inimiga de passeios, importando-se pouco ou nada com a vida elegante, arrastando a sua enfermidade incurável pelo interior sossegado da casa.

Este, no fim, é o modelo moral da mulher, e Lídia, antes de se casar, idealiza a vida das atrizes:

> *Deve ser uma vida tão cheia de sensações a das atrizes... Vestem-se de todas as formas, recebem presentes ricos, joias, anéis de brilhante... são aplaudidas e ainda por cima ganham dinheiro à ufa.* (1973, p. 63)

Mas ela termina optando pelo casamento e, apesar de seu passado e de sua herança atávica, se transforma em uma dona de casa feliz e exemplar: termina se adequando, portanto, ao comportamento que se espera de uma mulher.

Os romances naturalistas, por fim, estão repletos de comportamentos sexualmente desviantes, mas é assim mesmo, afinal, que tais comportamentos são vistos pelos naturalistas: como desvios em relação a um modelo de sexualidade que, no final das contas, tem o amor conjugal como fundamento. Os naturalistas, enfim, descrevem e analisam os comportamentos sexualmente anômalos, mas o definem essencialmente como isto: como anomalias a serem compreendidas e condenadas. E em nenhum romance naturalista tal condenação surge tão nítida quanto em *Bom-Crioulo*.

O romance narra o caso de amor entre dois marinheiros, e Nascimento (2006, p. 130) acentua em relação ao comportamento dos marinheiros no fim do século XIX:

> *Médicos e outros estudiosos chegavam a um consenso acerca do comportamento homossexual: se era um "problema" de origem "médica" ou de "tratamento": o*

*"encarceramento", a "hospitalização" e a "educação moral"
eram receitas próprias de médicos e estudiosos em geral.*

Já Caminha, por sua vez, não aborda o tema a partir de uma perspectiva médica, e sim de uma perspectiva moral. O autor, afinal, é um moralista, o que (Martins, 1996, v. IV, p. 495) assinala em relação a *Bom-Crioulo*:

> *O tema, de resto, era mais ousado do que o tratamento romanesco que lhe deu o autor: embora empregue ocasionalmente um ou outro palavrão, as relações homossexuais são sempre descritas por meio de perífrases e imagens envergonhadas, mal disfarçando a repugnância do autor e a sua condenação moral.*

Dessa forma, ao descrever um marinheiro se masturbando, Caminha (2002, p. 19) acentua:

> *Tinham-no encontrado sozinho, junto à amurada, em pé, a mexer com o braço numa posição torpe, cometendo, contra si próprio, o mais vergonhoso dos atentados... Herculano acabava de cometer um verdadeiro crime não previsto nos códigos, um crime de lesa-natureza, derramando inutilmente, no convés seco e estéril, a seiva geradora do homem.*

Neste contexto, qualquer emissão de esperma que não seja voltada para a reprodução é um crime contra a natureza, o que representa, evidentemente, a reprodução ortodoxa do modelo católico de sexualidade.

E também o homossexualismo é visto a partir desta perspectiva, uma vez que Caminha (p. 43) conclui, após descrever a primeira relação sexual entre Bom--Crioulo e Aleixo, seu amante louro e adolescente: "E consumou-se o delito contra a natureza".

Aleixo reconhece inconscientemente estar praticado um delito e revolta-se contra o seu próprio comportamento, com Caminha (2002, p. 83) descrevendo os sentimentos do personagem após abandonar Bom-Crioulo:

> *Ficara abominando o negro, odiando-o quase, cheio de repugnância, cheio de nojo por aquele animal com formas de homem, que se dizia seu amigo unicamente para o gozar. Tinha pena dele, compadecia-se, porque, afinal, devia-lhe favores, mas não o estimava: nunca o estimara.*

Já a reação de Bom-Crioulo é outra:

> *Desejava-o, sim, mas virgem de qualquer outro contato que não fosse o dele, queria-o como dantes, para si unicamente, para viver a seu lado, obediente a seus caprichos, fiel a um regime de existência comum, serena e cheia de dedicações mútuas.* (2002, p. 89)

O que ele deseja, enfim, é o estabelecimento de uma relação pura e fiel, ou seja, o que vemos é a retomada da valorização do amor conjugal mesmo por parte do personagem mais depravado. E esta é uma característica fundamental em relação ao naturalismo: a defesa dos valores conjugais em meio à descrição da sexualidade anômala.

A MULHER SUBMISSA E A
MULHER SEM CONTROLE

Se tanto os românticos quanto os naturalistas definem o casamento como o fundamento da sociedade, há, contudo, uma diferença básica entre uns e outros, uma vez que o Romantismo vê o amor como o esteio da relação conjugal, ao passo que, para o Naturalismo, o que aproxima e mantêm unidos os cônjuges nada mais é que uma necessidade fisiológica. É tal necessidade, afinal, que move o comportamento feminino, e é isso que o pai de Lenita diz a ela: "O casamento é uma necessidade, já não digo social, mas fisiológica" (RIBEIRO, 1998, p. 10).

Já na obra de Aluísio Azevedo as ideias do autor a respeito do tema, já presentes em seus romances anteriores, são sistematizadas em sua última obra. *Livro de uma sogra*, o último romance escrito por Azevedo, na realidade mal pode ser definido como um romance, consistindo essencialmente em um tratado sobre o casamento escrito por Olímpia, a sogra, que dá nome ao livro e que é odiada por Leandro, seu genro; este tem de morar separado de sua mulher por imposição de Olímpia, mas passa a defini-la como uma santa ao ler o manuscrito que contém o tratado. E o tratado resume, evidentemente, as ideias do autor sobre o tema.

Pelo fato de o amor derivar de uma necessidade fisiológica, Olímpia (AZEVEDO, 1959, p. 117) menciona "a terrível lei da incompatibilidade do amor físico com o amor moral". Por outro lado, o amor físico não pode ser o fundamento da relação conjugal. Assim, Olímpia (1959, p. 89) acentua:

> *Um casal vulgar só pode ser feliz enquanto dura de parte a parte a ilusão do amor sensual que o determinou; uma vez esgotada a provisão de amor ou de ilusão, o casal deixa de ter razão de ser e deve ser dissolvido.*

E assinala:

> *A sexualidade que entre eles vier depois, já nada tem que ver com o poderoso instinto, que os arrastou abraçados ao leito conjugal, e será mero produto do hábito, uma preguiçosa permuta de carícias frouxas, obra quase inconsciente da matéria, sem o menor concurso do espírito ou da imaginação, donde faz entretanto o amor fecundo a sua gloriosa força.* (1959, p. 188)

A fecundidade e permanência do casamento derivam, portanto, da superação da necessidade fisiológica que o gerou; de sua ascese, tendo muito de ascético o casamento ideal tal como proposto pelo autor. Por isso, como Leandro compreende depois, Olímpia não permite que seu próprio genro more com sua filha.

Por ser ascético o casamento, o prazer sexual do casal não é relevante para a permanência do relacionamento e o sexo para ambos, mais que como fonte de prazer, deve ser visto como um sacrifício. Por isto, Olímpia (1959, p. 37) acentua:

> *Mentirá todo aquele e mentirá toda aquela que disser que a presença de sua esposa, ou que a presença de seu marido, lhe foi sempre agradável; e mentirá, se*

não confessar que muita vez se prestou a satisfazer
os desejos do cônjuge com sacrifício de todo o seu ser.

Nestas condições, contudo, o casamento descamba facilmente para o tédio, o que os naturalistas não deixam de reconhecer. Assim, Caminha (1973, p. 54) acentua em relação a João da Mata, o padrinho de Maria do Carmo que termina por seduzi-la e engravidá-la:

> *Estava farto do "amor conjugal". Nunca experimentara o contato aveludado de um corpo de mulher educada, virgem das impurezas do século. E quem melhor que Maria do Carmo, uma normalista exemplar e recatada, poderia satisfazer os caprichos de seu temperamento impetuoso?*

Mas o tédio não é algo que invalida a necessidade da união conjugal, e João da Mata é um personagem negativo, vicioso, que tem o seu comportamento condenado pelo autor. O tédio, afinal, é um fardo a ser carregado pelos cônjuges.

E o casamento, por fim, representa para a esposa uma garantia que um amante jamais poderá lhe fornecer, o que Olímpia (AZEVEDO, 1959, p. 53) salienta:

> *O marido é sempre para a mulher uma garantia do presente e uma garantia do futuro; o amante é nada mais do que um incidente arriscado. O marido é uma conquista social; o amante é um sacrifício feito ao amor.*

O casamento, para a mulher, é uma necessidade social, o que Azevedo (1954, p. 165) acentua em relação a uma personagem: "Havia de casar, sim, porque isso era necessário, mas não que preferisse este ou aquele, não. Todos eles eram a mesma coisa – uns tipos"! Ao mesmo tempo, é o futuro do marido e não o seu próprio futuro que deve ser prioritário para a esposa, com a aspiração de uma noiva sendo assim descrita por Azevedo (1954, p. 82):

> *Desejava aquele enlace para licitamente poder aplicar todo o seu esforço, toda a sua coragem, todas as suas diligências, na conquista de um bom futuro para o esposo.*

As mulheres que não se casam na obra de Azevedo – como, aliás, ocorreria também na obra de Nelson Rodrigues – estão condenadas à perdição ou à frustração, e o sentimento de frustração sexual e social transparece quando Azevedo (1981, p. 21) descreve a reação de Ana Rosa, a moça pela qual Raimundo se apaixona, ao esperar por um noivo que nunca vinha:

> *Passaram-se meses – nada! Correram três anos. Ana Rosa principiou a emagrecer visivelmente. Agora dormia menos; estava pálida; à mesa mal tocava nos pratos.*

Ela enfrenta, afinal, o risco terrível de se transformar em uma solteirona, e Azevedo (1981, p. 49) assim descreve uma solteirona:

> *Era cronicamente virgem, mas afirmava que em moça rejeitara muito casamento bom. Dava-se a coisas de igreja; sabia vestir anjos de procissão e pintava os cabelos com cosmético preto.*

A frustração sexual se transforma em perdição, por sua vez, no caso de Magdá, a personagem virgem e histérica de *O homem*, que se apaixona por Luís, um homem que mal conhecia, que a salvara certa vez de uma queda na pedreira na qual ele trabalhava, e que ela, de sua janela, via diariamente em seu trabalho. Vítima de sua frustração, ou seja, de sua virgindade, Magdá idealiza toda uma realidade imaginária na qual ele é seu amante, envenena a ele e a sua esposa quando este se casa e termina seus dias em um hospital psiquiátrico, metida em uma camisa de força e para sempre imersa em sua realidade imaginária.

Azevedo (2003, p. 42) acentua em relação a Magdá:

> *A época dessas tolices já lá se havia ido para sempre; sabia muito bem que o casamento naquelas condições era uma questão de interesse de parte a parte, interesses positivos, nos quais o sentimento não tinha que intervir; sabia que no círculo hipócrita das suas relações todos os maridos eram mais ou menos ruins;*

que não havia um perfeitamente bom. De acordo! mas queria dos males o menor.

E no sonho de Magdá, Luís afirma:

O casamento é a prova pública do amor, e nós por enquanto não temos público! Deixa isso lá para a tua mesquinha sociedade, onde se casam enganando-se uns aos outros; onde se casam sempre por qualquer interesse, que não é o da procriação. (2003, p. 106)

E acrescenta:

O Criador deu ao homem vesículas seminais, e ovário à mulher, para que eles se correspondessem, e se amassem, e se reproduzissem. Só nos amando assim, como agora nos amamos, podemos glorificá-lo, porque o amor é a perpetuidade da sua obra. (2003, p. 107)

Surge, com isso, outra clivagem fundamental entre o Romantismo e o Naturalismo, uma vez que representantes de uma escola literária e de outra valorizam, afinal, a união conjugal, mas o fazem por motivos radicalmente opostos. Para os românticos, o alicerce desta união deve ser o amor, ao passo que, nos romances naturalistas, tal sentimento inexiste ou é irrelevante, desaparecendo ao longo do casamento. Uma personagem assinala: "Meu marido é pobre e de cor, mas eu sou feliz porque casei por meu gosto" (AZEVEDO, 1999, p. 70). Mas não é este, normalmente, o sentimento que move os personagens criados pelos naturalistas, que se unem uns aos outros movidos por necessidades fisiológicas e sociais.

No Naturalismo é o sexo, não o amor, que determina o comportamento dos personagens. O sexo, contudo, é visto de uma perspectiva ao mesmo tempo clínica e puritana; não é o prazer sexual que importa, e sim a satisfação de uma necessidade fisiológica que, se for frustrada, pode levar, no caso da mulher, à histeria, e Lenita e Magdá são, basicamente, mulheres que beiram a histeria ou que nela mergulham devido a problemas sexuais.

Ribeiro (1998, p. 108) acentua em relação à necessidade sexual:

> O amor é filho da necessidade tirânica, fatal, que tem todo o organismo de se reproduzir, de pagar a dívida de antepassado, segundo a fórmula bramânica. A palavra amor é um eufemismo para abrandar um pouco a verdade ferina da palavra cio. Fisiologicamente, verdadeiramente, amor e cio vêm a ser uma coisa só.

E Lenita é basicamente uma fêmea no cio, com Ribeiro (1998, p. 35) afirmando em relação a ela:

> O que ela sentia era o aguilhão genésico, era o mando imperioso da sexualidade, era a voz da carne a exigir dela o seu tributo de amor, a reclamar o seu contingente de fecundidade para a grande obra da perpetuação da espécie.

E Ribeiro (1998, p. 50) descreve a reação de Lenita ao deitar-se na cama de Barbosa, seu amante, que se suicida ao se ver abandonado por ela:

> *Lenita, haurindo essa emanação sutil, sentiu quer que era elétrico abalar-lhe o organismo: era um anseio vago, uma sede de sensações que a torturava. Quase um delíquio, deixou-se cair de bruços sobre a cama, afundou o rosto na travesseira, sorveu a haustos curtos, açodados, o odor viril, esfregou, rostiu os seios de encontro ao fustão áspero da colcha branca.*

Já Lobão, o médico que cuida de Magdá, acentua:

> *É perigoso brincar com a fera que principia a despertar... O monstro deu já sinal de si; e, pelo primeiro berro, você bem pode calcular o que não será quando estiver deveras assanhado!* (AZEVEDO, 2003, p. 42)

Mas a fera permanece indefinidamente faminta, o que detona o processo de histeria e, por fim, de loucura, com Azevedo (2003, p. 58) descrevendo a reação de Magdá ao ver um crucifixo:

> *Mas aquele corpo de homem nu, ali, no mistério do quarto, trazia-lhe estranhas conjeturas e maus pensamentos, que a mísera enxotava do espírito, corando envergonhada da sua própria imaginação.*

E acrescenta:

Embriagava-se com ver-lhe aquele rosto muito pálido, aqueles olhos de pálpebras mal fechadas, ador- mecidos no negrume dos martírios, aqueles lábios roxos, imóveis, aquela barba nazarena que parecia ter bebido de cada mulher da terra uma lágrima de mulher. (2003, p. 62)

E quando sua loucura já se encontra bastante adiantada, sua reação é outra:

E interrogou a imagem com um olhar em que havia súplica e ameaça. Mas soltou logo um rugido surdo, apontando para o crucifixo e balbuciando, cheia de terror: Não! Já não sois vós quem aí está crucificado! Quem está aí é o outro! É ele! É o demônio! (2003, p. 145)

Por fim, nova associação é feita: "Não era mais o Cristo; era o moço da pedreira" (2003, p. 190).

Também Maria do Carmo, no romance de Caminha, é incapaz de resistir à pressão que o despertar do sexo exerce sobre ela. É uma leitura que desperta sua sexualidade, e Caminha (1973, p. 40) descreve a reação da personagem ao ler *O primo Basílio*:

A primeira entrevista de Basílio com Luisa cau- sou-lhe uma estranha sensação, uma superexcitação nervosa; sentiu um como formigueiro nas pernas, titi- lações em certas partes do corpo, prurido no bico dos seus seios púberes; o coração batia-lhe apressado, uma nuvem atravessou-lhe os olhos.

Uma vez desperta, contudo, a sexualidade a domina, fazendo-a sentir prazer na relação com seu padrinho, que a princípio lhe gera apenas repugnância, assim como seu próprio padrinho é incapaz de resistir ao desejo que a afilhada lhe impõe. Assim, Caminha (1973, p. 25) descreve como, inicialmente, João da Mata se relaciona com Maria do Carmo:

> *Criara-a desde pequena, era como se fosse seu pai, tinha direitos sobre ela; podia mesmo beijá-la – sem malícia, já se deixa ver – nas faces, na testa, nos braços e até, por que não? na boca.*

E descreve sua reação quando ela nega ter recebido uma carta de seu namorado:

> *Teve ímpetos de tomar entre as mãos a cabeça da afilhada e beijá-la, beijá-la sofregamente, com a fúria de um selvagem, no pescoço, na boca, nos olhos... ímpetos de beijá-la toda inteira, como um doido.* (1973, p. 31)

O sexo, enfim, surge nos romances naturalistas como uma força que a tudo submerge, e as próprias descrições feitas pelos autores, seja da natureza, seja de um cortiço, ganham um sentido erótico. Ribeiro (1998, p. 29), por exemplo, descreve a natureza em tons eróticos, afirmando:

A natureza mudara de toilette, e entrara no período dos amores... A terra casava suas emanações quentes, ásperas, elétricas com o mormaço lúbrico da luz do sol coada pela folhagem.

E assinalando:

O ar era cortado de relâmpagos sensuais, sentiam-se passar as lufadas de tépida volúpia. Sobressaía a todos os perfumes, dominava forte em cheiro acre de semente, um odor de cópula, excitante, provocador. (1998, p. 30)

Já Azevedo (1999, p. 26) descreve o crescimento do cortiço a partir de um metafórico ato de geração de esperma que "parecia brotar espontânea, ali mesmo, daquele lameiro, e multiplicar-se como larvas no esterco". E o despertar do cortiço é assim descrito: "Daí a pouco, em volta das bicas, eram um zunzum crescente; uma aglomeração tumultuosa de machos e fêmeas" (1999, p. 35). Por fim, Azevedo (1999, p. 202) o define:

Viveiro de larvas sensuais em que irmãos dormiam misturados com as idades na mesma lama; paraíso de vermes, brejo de lodo quente e fumegante, donde brota a vida brutalmente, como de uma podridão.

A força do sexo, na perspectiva naturalista, torna irracional o comportamento humano, e tanto em

Bom-Crioulo quanto em *o Homem* tal irracionalidade surge com toda a sua força, a definir o comportamento dos personagens.

Segundo Malard (2006, p. 191),

> *a questão homossexual em* Bom-Crioulo *é muito mais uma questão sexual patológica, porque mal resolvida e perversa, ou seja: o autor privilegia quase exclusivamente a busca do prazer no Outro, sendo secundário ser ele macho ou fêmea.*

Mais importante, portanto, que a homossexualidade dos personagens é a patologia de seu comportamento sexual, que é, no caso, uma espécie de desenvolvimento extremo da irracionalidade que molda todo desejo sexual. E tal desejo é inexplicável, inclusive aos olhos dos personagens, basicamente por ser irracional.

É neste sentido que Caminha (2002, p. 30) descreve a atração que Aleixo desperta em Bom-Crioulo:

> *Esse movimento indefinível que acomete ao mesmo tempo duas naturezas de sexos contrários, determinando o desejo fisiológico da posse mútua, essa atração animal que faz o homem escravo da mulher e que em todas as espécies impulsiona o macho para a fêmea, sentiu-a o Bom-Crioulo irresistivelmente ao cruzar a vista pela primeira vez com o grumetezinho.*

E descreve como tal atração é incompreensível para Bom-Crioulo:

> *E agora, como é que não tinha forças para resistir aos impulsos do sangue? Como é que se compreendia o amor, o desejo da posse animal entre duas pessoas do mesmo sexo, entre dois homens?* (2002, p. 34)

Por fim, Bom-Crioulo conclui: "Não havia jeito, senão ter paciência, uma vez que a 'natureza' impunha-lhe esse castigo" (2002, p. 46).

Também Lobão assinala em relação a Magdá:

> *A luta da matéria que impõe e da vontade que resiste; a luta que se trava sempre que o corpo reclama com direito a satisfação de qualquer necessidade, e a razão opõe-se a isso, porque não quer ir de encontro a certos preceitos sociais. Estupidez humana!* (AZEVEDO, 2003, p. 46)

E Azevedo (1981, p. 63) assim descreve a paixão de Ana Rosa por Raimundo:

> *Entontecia de pensar nele. O hibridismo daquela figura, em que a distinção e a fidalguia do porte harmonizavam caprichosamente com a rude e orgulhosa franqueza de um selvagem, produzia-lhe na razão o efeito de um vinho forte, mas de uma doçura irresistível e traidora; ficava estonteada.*

Tanto Bom-Crioulo quanto Magdá e Ana Rosa são, em síntese, presas de paixões que não conseguem explicar e que subjugam qualquer tentativa de contê--las. E a irracionalidade do desejo sexual, nos romances naturalistas, é especialmente forte nas mulheres, que são descritas como seres fracos, que precisam da proteção e do domínio masculino e que anseiam por este domínio.

Ribeiro (1996, p. 159) acentua em relação ao modelo romântico de mulher:

> *É a mulher divinizada, retirada do seu cotidiano e de sua humanidade comum, para ser alçada às alturas de uma pureza arquetípica. Tanto é assim que as adolescentes românticas nunca parecem ter tido problemas de acne ou de quilinhos a mais na sua estampa, apesar da vida absolutamente ociosa a que estavam confinadas.*

Em oposição a este modelo, os naturalistas descrevem a existência de uma mulher dotada de sexualidade e moldada por ela – quase exclusivamente, aliás, moldada por ela – o que torna a mulher naturalista tão falsa, no final das contas, quanto a mulher romântica. Isso porque sob a ótica do Naturalismo a mulher surge como uma espécie de fêmea, o que Schwarcz (1992, p. 155) acentua em relação ao romance naturalista:

> *Tema dileto, o personagem feminino é rapidamente transformado em 'fêmea diferente', cumprindo*

o mesmo papel reprodutor e passivo destinado às demais espécies.

A mulher nasce para o amor, e Olímpia (AZE-VEDO, 1959, p. 76) acentua em relação a ela: "Oh! Pertence-lhe o amor muito mais do que ao homem! O amor no homem é um incidente e nela é um destino, é a missão principal de sua vida". Mas ela não pode nunca se sobrepor ao homem na relação amorosa, o que Olímpia (1959, p. 66) igualmente salienta:

A estatura moral da mulher em relação ao seu homem deve ser como a sua estatura física – ela não deve ficar-lhe nunca abaixo do coração, nem tão alto que chegue a nivelar a sua cabeça com a dele.

E ela se perde quando se prostitui ou se entrega à promiscuidade. Nos romances de Aluísio Azevedo as mulheres que se prostituem o fazem devido a uma espécie de inclinação atávica – caso de Pombinha, a adolescente inicialmente pura de *O cortiço* –, mas a desgraça final sempre as espera, sendo este o caso de Leonília, uma prostituta rica que termina seus dias levando seus clientes para um casebre, e que é assim descrita por Azevedo (1940, p. 343):

Ela estava na dolorosa transição dos quarenta anos; época em que toda a mulher só pode ser sublime ou ridícula. Sublime se a fizerem casta e principalmente

*se a natureza lhe permitiu ser mãe; e ridícula, se a des-
graçada perdeu a flor da sua mocidade ao reflexo das
orgias e ao grosseiro embate da prostituição.*

Também a maternidade é vista em oposição ao
ideal romântico, com Ribeiro (1998, p. 130) descrevendo a reação de Lenita ao se ver grávida:

> *No amor enorme de que se via repassada, Lenita
> reconheceu o sentimento tão ridiculamente guindado ao
> sublime pelo romantismo piegas, e todavia tão egoístico,
> tão humano, tão animal – a maternidade.*

E também Olímpia (AZEVEDO, 1959, p. 220), que
é claramente uma porta-voz do autor, nega o ideal
romântico de maternidade, ao assinalar:

> *O instinto materialíssimo da procriação nada tem
> que ver com o amor, isto é, com o verdadeiro sentimento
> de humanidade elevado ao seu mais alto grau de como-
> ção. A fêmea é para o macho produzem-se; a mulher é
> para o homem – amam-se.*

A maternidade é, portanto, antes uma reação
instintiva que um sentimento amoroso, assim como
o prazer feminino nada tem a ver com o amor e com
a razão, sendo apenas uma necessidade fisiológica a
ser satisfeita, e que cobra um preço altíssimo quando
isso não ocorre. E é um prazer frequentemente pato-
lógico, de forma que, no romance naturalista, temos

elaborada toda uma espécie de patologia da sexualidade feminina, que, às vezes, se expressa de forma sádica, às vezes, de forma masoquista.

O sadismo é expresso quando Ribeiro (1998, p. 34) descreve a reação de Lenita ao ver um escravo sendo chicoteado:

> *Lenita sentia como um espasmo de prazer, sacudido, vibrante; estava pálida, seus olhos relampejavam, seus membros tremiam. Um sorriso cruel, gelado, arregaçava-lhe os lábios, deixando ver os dentes muito brancos e de gengivas rosadas.*

Já Azevedo (2003, p. 70) descreve a reação de Magdá, ao ver os trabalhadores da pedreira:

> *Parecia gostar de ver os trabalhadores, como que lhe aprazia aquela rica exibição de músculos tesos que saltavam com o peso do macete e do furão de ferro, e daqueles corpos nus e suados, que reluziam ao sol como se fossem de bronze polido.*

O que transparece aqui é o desejo de violação da personagem por machos dotados de força, e Azevedo (2003, p. 82) descreve a reação de Magdá ao ficar presa no alto da pedreira e ser resgatada por Luís:

> *Achava-se muito bem no tépido aconchego daquele corpo de homem; toda ela se penetrava do calor vivificante que vinha dele; toda ela aspirava, até pelos*

poros, a vida forte daquela vigorosa e boa carnadura, criada ao ar livre e quotidianamente enriquecida pelo trabalho braçal e pelo pródigo sol americano. Aquele calor de carne sã era uma esmola atirada à fome do seu miserável corpo.

E mesmo de situações nas quais a mulher é dominada e humilhada, ela tira prazer do que antes era repulsa. Assim, Caminha (1973, p. 67) descreve a reação de Maria do Carmo perante o desejo de João da Mata:

Ah! mas dentro, nas profundezas de sua alma, teve um ódio imenso àquele homem nojento que abusava de sua autoridade sobre ela para beijá-la! Fosse outro, ela teria correspondido com uma bofetada na cara... Mas, que fazer?

Quando ele enfim a possui, contudo, sua reação é outra:

Coisa extraordinária! Aquele fartum de suor e sarro de cachimbo produzia-lhe um efeito singular nos sentidos, como uma mistura de essências sutis e deliciosas, desconcertando-lhe as ideias. Uma coisa impelia-a para o padrinho, sem que ela compreendesse exatamente essa força oculta e misteriosa. (1973, p. 103)

Mas ele também descreve seu arrependimento:

Devia ter visto logo que uma mulher de certa ordem não se entrega por força alguma deste mundo a outro homem, que não seja o seu marido, o dono de seu coração, o legítimo esposo de seu corpo e de sua alma. (p. 153)

A mulher é, ainda, um ser passivo e fraco perante o homem, e as personagens aparentemente fortes como Lenita e Luzia-Homem logo revelam sua força e o desejo de serem dominadas, com Olímpio (1976, p. 20) descrevendo a personagem:

Sob os músculos poderosos de Luzia-Homem estava a mulher tímida e frágil, afogada no sofrimento que não transbordava em pranto, e só irradiava, em chispas fulvas, nos grandes olhos de luminosa treva.

E assinalando ainda em relação a ela:

Sentia-se incapaz de amar; carecia-lhe a fraqueza sublime, essa languidez atributiva da função da mulher no amor, a passividade pudica, ou aviltante da fêmea submissa ao macho, forte e dominador, irresistível, como aprendera na intuitiva lição da natureza; essa comovente timidez de novilha ante a investida brutal do touro lascivo, sem prévios afagos sedutores, sem carícias de beijos correspondidos, como no idílio das rolas mimosas. (1976, p. 57)

Por fim, a própria mãe da personagem assinala: "Luzia, mulher e bem mulher, fraca como as outras, é o que tu és" (1976, p. 127).

Temos, aqui, a mesma fraqueza e passividade que Caminha (1973, p. 108) acentua em relação a Maria do Carmo: "De si para si tornava a jurar nunca mais ter medo de homem algum, mas no outro dia era a mesma da véspera, fraca, impotente para dominar-se". Ela, em síntese, é incapaz de dominar a sua natureza feminina, essencialmente passiva perante sua própria sexualidade, assim como Magdá também não consegue se controlar, com Azevedo (2003, p. 87) descrevendo como ela, em seus sonhos, se justifica perante seu pai após ter se entregado a Luis: "Não fui eu, papai, foi a minha natureza; foi a minha carne; foram os meus sentidos!"

Apenas o casamento é capaz de refrear a natureza feminina, sendo idealizado como o único caminho para a felicidade e a harmonia. Dessa forma, Azevedo (2003, p. 166) assim descreve a proximidade do casamento de Luís:

> Aí é que havia sincero contentamento e legítima felicidade; aproximava-se o dia do casório do rapaz e, tanto a noiva como as duas velhas, resplandeciam de júbilo. Falava-se desde pela manhã até a noite no grande assunto, e discutiam-se já os doces, o carname, o peixe frito e a vinhaça da pagodeira.

E ele descreve, ainda, a reação de Magdá ao observar tais preparativos:

Havia alguma coisa de pagão e de bárbaro em tudo aquilo; alguma coisa que a levava a pensar na paradisíaca imprudência dos seus sonhados amores; alguma coisa que a levava de rastros, puxada pelos cabelos, para a vermelha sensualidade dos seus delírios. (2003, p. 170)

A mulher torna-se impotente quando ama, e Caminha (2002, p. 68) descreve como Aleixo vê a paixão que D. Carolina, dona da pensão na qual ele se hospeda, sente por ele:

Ela, de ordinário tão meiga, tão comedida, tão escrupulosa mesmo, aparecia-lhe agora como um animal formidável, cheio de sensualidade, como uma vaca do campo extraordinariamente excitada, que se atira ao macho antes que ele prepare o bote...

E esta paixão é assim descrita:

O olhar azul de Aleixo tinha sobre ela um poder maravilhoso, uma fascinação irresistível: penetrava o fundo de sua alma, dominando-a, transformando-a num pobre animal sem vontade, queimando-a como uma brasa ardente, impelindo-a para todos os sacrifícios. (2002, p. 100)

A mulher, ainda, devido à sua própria impotência e fraqueza, teme sua própria sexualidade, o que Ribeiro (1998, p. 13) acentua a respeito de Lenita:

*Com a morte do pai, parecia ter-se-lhe transfor-
mado a natureza: já não era forte, já não era tão viril
como em outros tempos. Tinha medo de ficar só, tinha
terrores súbitos.*

O que ela busca, portanto, é o macho que subs-
titua o pai e a domine como este a dominava. Mas a
mulher, por se saber fraca, teme igualmente o macho
que se aproxima, com Ribeiro (1998, p. 113) descrevendo a reação de Lenita ao ter sua primeira relação
sexual com Barbosa: "Era o medo do macho, esse terrível medo fisiológico que, nos pródromos do primeiro
coito, assalta a toda mulher, a toda a fêmea". Mas descreve, também, o relacionamento entre ambos:

*Chegava um momento em que se não podia conter:
com um grito rouco, áspero, sufocado, de bode em cio,
atirava-se, ela atirava-se também, e ambos caíam sobre
um sofá, sobre o assoalho, estreitando-se, mordendo-se,
devorando-se. (1998, p. 120)*

A mulher, por fim, na perspectiva do Naturalismo,
nasceu para ser dominada e quer ser dominada, sendo
a partir deste desejo de dominação que Ribeiro (1998,
p. 53) descreve a paixão de Lenita por Barbosa: "A
fêmea altiva, orgulhosa, cônscia da sua superioridade,
encontrara o macho digno de si; a senhora se fizera
escrava". E assinala: "E ela queria Barbosa, desejava
Barbosa, gania por Barbosa" (1998, p. 111). Mas, ao ver
Barbosa apaixonado, sua reação é outra:

E, analista sutil, não se enganava sobre os seus próprios sentimentos: no prazer que tinha com a sujeição de Barbosa, descobria mais a satisfação do orgulho lisonjeado do que o contentamento do amor correspondido. (1998, p. 125)

O domínio da mulher sobre o homem, que nasce quando este se apaixona, é fatal para o homem, portanto, por fazer com que ele abra mão da posição de dominador que a natureza lhe outorgou. E a mulher, quando se vê na posição de dominadora, tende naturalmente a desprezar o ser que deveria lhe dominar. É esta inversão que causa a destruição de Barbosa, com Ribeiro (1998, p. 133) descrevendo sua reação ao se ver abandonado por Lenita:

Tinha tido dezenas de amantes, tinha sido, era ainda casado, conhecia a fundo a natureza, a organização caprichosa, nevrótica, inconstante, ilógica, falha, absurda, da fêmea da espécie humana; conhecia a mulher, conhecia-lhe o útero, conhecia-lhe a carne, conhecia-lhe o cérebro fraco, escravizado pela carne, dominado pelo útero; e, estolidamente, estupidamente, como um fedelho sem experiência, fora se deixar prender nos laços de uma paixão por mulher.

E assinalando:

Que vingança cruel a da natureza! Entregara-o de mãos atadas aos caprichos de uma mulher histérica que se lhe oferecera, que se lhe dera, como se teria oferecido, como se teria dado a qualquer outro, a um negro, a um escravo da roça, não por amor psíquico, mas para satisfazer a carne faminta... Repleta, farta, essa mulher o abandonara... (1998, p. 143)

Por fim, Ribeiro (1998, p. 144) conclui:

E ele morria, por amor dessa mulher, morria porque ela lhe quebrantara o caráter, morria porque ela o prendera nos liames da carne, morria porque sem ela a vida lhe tornara impossível... Covarde!

Algumas mulheres conseguem, contudo, por meio da sedução, exercer seu domínio sobre os homens, e Azevedo (1954, p. 193) acentua: "Certas mulheres, quando se negam, estão como a onça recuando para melhor armar o salto sobre a presa". E Leonília divide as mulheres em dominantes e dominadas, ao descrevê-las nestes termos:

Todas elas estão sujeitas às mesmas leis fisiológicas e aos mesmos irreparáveis descuidos, pelos quais, confessemos, são sempre as responsáveis e dos quais muitas raras vezes têm a culpa. Apenas acontece que umas são espertas e outras são eternamente ingênuas. Daí a divisão das mulheres em duas ordens – a mulher maliciosa e a mulher simples; pois bem, em casos de sedução – a maliciosa resiste, a inocente sucumbe. (AZEVEDO, 1940, p. 144)

E ela ainda assinala:

> *Mas, no fim de contas, todas elas amam, natural-mente, sem esforço, por uma fatalidade orgânica, sem haver nisso outro mérito mais do que se obedecessem a qualquer uma das funções fisiológicas do seu corpo.* (1940, p. 161)

O domínio da mulher sobre o homem, contudo, é uma espécie de aberração da natureza, sendo que apenas os homens fracos se submetem a ele. Os homens fortes, por sua vez, exercem sobre as mulheres um domínio natural, com Azevedo (1981, p. 18) mencionando "a mágica influência que os homens superiores exercem sobre o espírito feminino". E, da mesma forma, Olímpio (1976, p. 15) descreve Crapiúna, o soldado que se apaixona por Luzia-Homem e que por fim a mata:

> *Possuía, apesar das duras feições, o encanto mili-tar, a que é tão caroável o animal caprichoso e fútil, a mulher de todas as categorias e condições sociais, talvez porque, sendo fraca, naturalmente, se deixa atrair pelas manifestações da força.*

Mesmo em meio a sua esquizofrenia, Magdá reconhece isto que para o Naturalismo é uma realidade e, ao envenenar Luís e sua esposa, é a partir deste reconhecimento que ela justifica seu ato:

Este é o meu querido esposo bem-amado, pai de meu filho, senhor poderoso na Terra e descendente de Deus; matei-o e mais a essa outra que aí está, porque ele me traiu com ela. (AZEVEDO, 2003, p. 199)

A mulher, afinal, segundo Olímpia (AZEVEDO, 1959, p. 62),

quer um ente superior, que lhe sirva de firme garantia à sua fraqueza e ao seu pudor; quer um homem que lhe possa dar conselhos e amparo, e, se tanto for preciso, até o próprio castigo.

E ela assinala:

Nós mulheres gostamos de ver no homem amado tudo aquilo que não possuímos nem podemos aspirar. Quanto mais varonil e másculo for ele, tanto mais nos impressiona e atrai. (p. 100)

O Naturalismo retoma, portanto, a perspectiva presente no Brasil desde a instauração do patriarcado a partir da qual a mulher é um ser ao mesmo tempo inferior ao homem e necessariamente passivo a partir de sua inferioridade, e perigoso devido à sua sexualidade descontrolada, que precisa ser regrada, normatizada e cerceada para que não dinamite todo o arcabouço social que regulamenta as relações eróticas. Ele é conservador onde aparenta ser libertário e, com isso, retrata o conservadorismo que fundamenta o imaginário da sexualidade brasileira.

CAPÍTULO 3

NELSON RODRIGUES

A PUREZA E A CASTIDADE

Há na trajetória da dramaturgia de Nelson Rodrigues uma inflexão que o levou das tragédias míticas – ciclo do qual fazem parte peças como *Senhora dos Afogados* e *Álbum de família*, que se passam longe do Rio de Janeiro ou em lugares e locais indistintos – para o ciclo das tragédias cariocas, que teve início com *A falecida* e se prolongou até o final do percurso do autor. Neste ciclo, as peças são situadas nos subúrbios do Rio de Janeiro, o uso da gíria e dos coloquialismos suburbanos predomina e todo o imaginário suburbano encontra-se nelas presente.

Tal trajetória, contudo, não é linear, uma vez que *A mulher sem pecado* e *Vestido de noiva* – as duas primeiras peças escritas por ele – já têm a ação situada no Rio de Janeiro e só depois o ciclo das tragédias míticas teria início. E a cisão da obra do autor em dois ciclos distintos é enganosa pelo fato de estes ciclos formarem, na realidade, um monólito de temas e obsessões vinculadas a algumas ideias básicas que Rodrigues defendeu ao longo de toda sua vida, inclusive como jornalista, e vinculadas igualmente ao pessimismo que sempre moldou seu olhar sobre a condição humana. E vinculadas, por fim, à expressão da sexualidade brasileira em suas crenças, práticas e imaginários. A obra de Nelson Rodrigues é provavelmente, afinal, a que melhor expressou, no século XX, o imaginário da sexualidade brasileira.

Pensar a obra de Rodrigues a partir da cisão entre dois ciclos pode ainda escamotear a dimensão mítica presente igualmente nas tragédias cariocas, uma vez que o fato de seus personagens se situarem em uma região e em uma época bem definidas não retira o sentido mítico de seus atos. Toda a perspectiva rodrigueana é estruturada, afinal, a partir dos mitos da perdição e da queda, da pureza e da redenção, e do eterno retorno destes elementos. É como se seus personagens, mesmo os suburbanos, estivessem colocados em um tempo primordial, a fazerem coisas que seriam repetidas *ad infinitum* pela humanidade.

A ideia de viver um tempo primordial e de serem pessoas únicas e absolutamente isoladas é, de resto, repetida algumas vezes pelos personagens das tragédias míticas. Edmundo, por exemplo, personagem obcecado por seu desejo pela própria mãe e que faz parte de uma família imersa em desejos incestuosos, diz:

Mãe, às vezes eu sinto como se o mundo estivesse vazio, e ninguém mais existisse, a não ser nós, quer dizer, você, papai, eu e meus irmãos. Como se a nossa família fosse a única e primeira. (RODRIGUES, 1981a, p. 102)

É como se a relação incestuosa tornasse dispensável a existência do mundo lá fora – tema comum ao mesmo tempo a Freud e a Lévi-Strauss – tornando a família uma unidade autossuficiente.

Assim como *Álbum de família*, também *Anjo negro* se fundamenta a partir do amor incestuoso e jamais consumado entre Ismael e sua filha e tem como episódio central o momento no qual Virgínia se entrega a Elias, o irmão cego de Ismael, seu marido. E Virgínia (RODRIGUES, 1981b, p. 173) diz a Ismael, em relação a Elias: "Eu e ele criaríamos um mundo tão pequeno, tão fechado, tão nosso, como uma sala… Como uma sala, não! Como um quarto…" Novamente a relação sexual torna desnecessário o resto do mundo, que pode reduzir-se agora a um simples quarto.

Em ambas as peças as paixões desembocam em diversos assassinatos, e em *Senhora dos Afogados* há uma espécie de assassinato primordial: o assassinato de uma prostituta por Misael, que a engravidara e que, depois, confessa seu assassinato a Moema, sua filha, que também matara suas irmãs movida pela paixão incestuosa que nutria por seu pai. E ao confessar-se assassino para Moema, que lembra não ser ele o único assassino do mundo, Misael diz: "Às vezes penso que sou…O único…Que antes de mim ninguém matou…

Que ninguém tirou a vida de ninguém!" (RODRIGUES, 1981c, p. 302). É como, mais uma vez, se o assassinato tivesse sido cometido no início dos tempos, o que apenas reforça seu sentido mítico.

A sucessão de crimes, desejos proibidos e desvios sexuais presentes nestas e nas demais peças do autor, e a expressão aberta e apaixonada destes desejos e desvios por parte dos personagens faz, ainda, com que o teatro rodrigueano seja um teatro de excessos, e o autor foi diversas vezes criticado por isso. Mas ele se defende, por exemplo, quando Salim (RODRIGUES, 1981d, p. 320), um de seus personagens, diz: "Não tenho medo do ridículo. Já reparou que toda grande dor é ridícula?" E o que poderia ser ridículo nas mãos de um autor mediano, na obra de Rodrigues ganha um *pathos* de tragédia autêntica, seja mítica, seja carioca.

O que torna trágico o universo rodrigueano é a ausência de amor, uma vez que sem ele não pode haver a salvação que todos os personagens que o povoam almejam de uma forma ou de outra. Neste universo há apenas o desejo sem amor, mas que nem por isso se torna menos obsessivo e torturante.

Em *A serpente*, última peça escrita pelo autor, mas que segundo ele próprio já estava em sua cabeça antes mesmo de escrever *Vestido de noiva*, uma irmã – Guida – é feliz no casamento, ao passo que a outra – Lígia – vê o seu marido, Décio, ser incapaz de consumar o ato sexual após o casamento. Ao saber disso, Lígia propõe a Paulo, seu marido, que passe uma noite com Lígia, após o que ambos se apaixonam, gerando a tragédia que irá culminar no assassinato de Guida por Paulo. E, em um determinado momento, Guida (RODRIGUES, 1990a, p. 63) acentua: "O homem deseja sem amor, a mulher deseja sem amar".

É este descompasso entre desejo e amor que faz com que a sexualidade seja vivida de forma tão trágica e tão intensa pelos personagens de Nelson Rodrigues. E Gilberto, o personagem de *Perdoa-me por me traíres* que é torturado pelo ciúme que sente de sua mulher e que pede perdão a ela ao saber que de fato havia sido traído inúmeras vezes, diz: "Tudo é falta de amor: um câncer no seio ou um simples eczema é o amor não possuído" (RODRIGUES, 1985a, p. 163). A ausência de amor, afinal, é o fundamento do teatro rodrigueano.

Já o sexo, mais que fonte de prazer, surge como uma obsessão torturante e aniquiladora. Uma cafetina (RODRIGUES, 1981e, p. 247) diz: "Todo mundo tem o sexo na cabeça!". E, com estas palavras, ela descreve a obsessão fundamental dos personagens rodrigueanos. Da mesma forma, Jonas, o patriarca da família dilacerada por desejos incestuosos, diz a Edmundo, um de seus filhos: "Você é como eu – pensa em mulher dia e noite. Um dia há-de matar alguém por causa de mulher!" (RODRIGUES, 1981a, p. 73). E ele diz a Guilherme, outro de seus filhos:

> *E eu que sentia um certo respeito por você! Que até me sentia incomodado na sua presença! POR QUE ACHAVA VOCÊ O ÚNICO PURO DA FAMÍLIA.* (RODRIGUES, 1981a, p. 77)

Mas é a presença obsessiva do sexo que torna impuros perante eles próprios os personagens do autor.

Nelson Rodrigues, o "reacionário", o defensor do regime militar que foi tão execrado pela esquerda por isto, sempre viu o meio social no qual viveu com absoluta descrença e, nesse sentido, ele apenas estendeu para a sociedade o olhar pessimista com que sempre viu a condição humana.

Em *Viúva, porém honesta*, a única comédia escrita por ele, com o subtítulo *Farsa irresponsável em três atos*, o próprio demônio é convocado pelos personagens para resolver os problemas que os afligem, e se apresenta com o nome de Diabo da Fonseca. E, nesta comédia anárquica, Diabo da Fonseca (RODRIGUES, 1981e, p. 268) diz: "E vou provar o seguinte, querem ver? Que é falsa a família, falsa a psicanálise, falso o jornalismo. Falso o patriotismo, falsos os pudores, tudo falso!". São os pilares da sociedade, tal como vista pelo autor, que são, portanto, implacavelmente desconstruídos, não apenas nesta fala, mas também ao longo da peça. E ainda, ao longo de toda a obra de Nelson Rodrigues.

No universo existencial rodrigueano, por sua vez, é a maldade que predomina, com a bondade e a pureza, quando surgem, contrastando com a perversidade reinante. Assim, um garoto rico e devasso chamado Oswaldinho tenta comprar inutilmente o amor de Joice, uma moça pura do subúrbio. E Oswaldinho (RODRIGUES, 1981d, p. 297) diz a Joice: "Você é uma menina, como não existe mais. Eu é que sou comum e mau como todo sujeito comum". Quem é puro, enfim, é um ser singular a partir de sua pureza, e Peixoto (RODRIGUES, 1990b, p. 274), um canalha que se reconhece como tal e que por fim se mata em busca de alguma possibilidade de redenção, assim define um destes puros: "O Edgard é o único sujeito que ainda se ruboriza no Brasil!"

Neste universo dominado pela maldade, as relações humanas se transformam em uma forma a mais de solidão. Não há comunicação possível entre as pessoas e os personagens rodrigueanos que se dedicam de forma obsessiva a se agredirem mutuamente. Assim, D. Eduarda, a matriarca da família dilacerada e incestuosa descrita em *Senhora dos Afogados*, diz a Moema, uma de suas filhas: "Estar com você é a pior maneira de estar sozinha!" (RODRIGUES, 1981c, p. 266). E, nesta fala, ela define a essência das relações humanas, tal como vistas a partir da perspectiva rodrigueana.

Neste mundo infernal o melhor seria sequer ter nascido, e Serginho (RODRIGUES, 1990c, p. 190), um rapaz que se mantém obstinadamente virgem, diz: "Eu preferia não ter nascido! Preferia que minha mãe morresse virgem, como minhas tias, que ainda são virgens". E o elogio de uma castidade absoluta que impediria a própria existência humana é feito por mais de um personagem, com uma das Senhoras que formam o coro presente em *Anjo* negro afirmando: "Nunca a mulher deve deixar de ser virgem!" (RODRIGUES, 1981b, p. 137).

A castidade transforma-se, então, em um ideal de perfeição absoluta, e qualquer ato que a conspurque deve ser punido. Trata-se, afinal, de algo visto como imoral, e em *Senhora dos Afogados*, a Avó afirma: "Na nossa família, as mulheres se envergonham do próprio parto, acham o parto uma coisa imoral – imoralíssima" (RODRIGUES, 1981c, p. 260).

Já em *A mulher sem pecado*, a primeira peça escrita pelo autor, este ideal é expresso quando Olegário (RODRIGUES, 1981g, p. 71), que nutre um ciúme doentio por Lídia, sua mulher, diz a ela: "Sabes que eu acharia bonito, lindo, num casamento? Sabes? Que o marido e a mulher, ambos, se mantivessem castos – castos um para o outro – sempre, de dia e de noite". E este ideal seria retomado em *A falecida*, escrita vinte anos depois, quando Zulmira diz: "Nenhuma mulher devia pertencer a homem nenhum" (RODRIGUES, 1985b, p. 72).

Também Serginho, em *Toda nudez será castigada*, faz o elogio da castidade absoluta, que mantém até ser preso e estuprado na prisão, terminando por ir viver com o estuprador. Herculano (RODRIGUES, 1990c, p. 174), seu pai, acentua em relação a ele: "Quando a mãe morreu, quis se matar, cortando os pulsos. E meu filho não aceita o ato sexual. Mesmo no casamento. Não aceita". E uma das tias de Serginho (RODRIGUES, 1990c, p. 209) afirma, após ele ter sido estuprado: "Meu menino era impotente como um santo". Por fim, na casa habitada apenas por solteironas descrita em *Doroteia*, D. Flávia, uma dessas solteironas, diz: "Porque é no quarto que a carne e a alma se perdem!... Esta casa só tem salas e nenhum quarto, nenhum leito... Só nos deitamos no chão frio do assoalho" (RODRIGUES, 1981f, p. 206)... Em todos estes casos o ato sexual é a perdição a ser evitada.

Mesmo a prática do ato sexual deve se dar em meio ao mais absoluto recato, como se uma forma de castidade ainda devesse ser preservada, e é dessa maneira que alguns personagens rodrigueanos o praticam. Assim, Misael diz a D. Eduarda:

> *Desde que me casei que não conheço, que não DEVO conhecer outra mulher… Outros podem ver mulher nua, mas eu não… Sempre fostes minha nas trevas, como dois cegos que se possuíssem.* (RODRIGUES, 1981c, p. 285)

E D. Eduarda diz: "Nenhum homem me acariciou, nem meu próprio marido… Meu próprio marido me possuiu sem me acariciar" (RODRIGUES, 1981c, p. 286). Da mesma forma, Patrício (RODRIGUES, 1990c, p. 166), irmão de Herculano, que o odeia e que tudo faz para destruí-lo, diz: "Geni, meu irmão é um casto. E o casto é um obsceno". E descreve como Herculano mantinha relações com sua mulher: "De mês em mês, quando a mulher era viva, fazia o papai e mamãe, de luz apagada" (p. 181).

Assim como há um ideal de castidade, há um ideal de recato, e Ivonete (RODRIGUES, 1981e, p. 230), a viúva que defende ferozmente sua virgindade após ter traído ininterruptamente o seu marido, diz: "Ou o senhor pensa que eu vou sentar-me como qualquer uma, cruzar as pernas, etc. etc.?"

E todo ato sexual, mesmo entre marido e mulher, é uma violação incessantemente repetida da castidade para sempre perdida. Por isso, após ter sido deflorada por Ismael, seu marido negro, Virginia aponta o leito no qual o ato ocorreu – que nunca mais foi arrumado – e descreve sua reação: "Depois do que aconteceu ali – se alguém olhasse para mim, eu me sentiria nua" (RODRIGUES, 1981b, p. 132). E Ismael diz para Virgínia:

> *Sou teu marido, mas quando me aproximo de ti, é como se fosse violar uma mulher. És tu esta mulher sempre violada – porque não queres, não te abandonas, não te entregas... Sentes o meu desejo como um crime.* (RODRIGUES, 1981b, p. 158)

A virgindade é um valor, enfim, a ser defendido mesmo por quem se prostitui. Em *Os sete gatinhos*, as irmãs se prostituem para fazer o enxoval da irmã mais nova, que vive em um internato e que elas acreditam ser virgem. E Ritinha (RODRIGUES, 1990b, p. 320), que também se prostitui para sustentar as irmãs que irão se casar virgens, diz a Edgard, que se apaixonara por ela: "A menina tem que ser virgem! Você, como homem, não acha bonito uma virgem?".

Mas o ato que conspurca também pode ser o ato que redime, e, após ser possuída por Elias, Virgínia afirma: "Hoje minha cama está pura – uma virgem pode deitar-se ali, sem medo nenhum, uma virgem, uma menina" (RODRIGUES, 1981b, p. 154)... E Geni (RODRIGUES, 1990c, p. 179), a mais trágica das prostitutas rodriguenas, acentua: "Eu posso dizer de boca cheia que nunca fui menina". Há, aqui, a valorização de um ideal oposto, como se a absoluta inexistência da castidade fosse também uma forma de redenção, e mesmo as personagens mais repulsivas buscam este ideal. Assim, Madame Luba, a sórdida dona do bordel no qual Silene se prostitui, afirma: "Oh, há 15 dias eu sonhar, todo dia, com cavalinho de carrossel. Eu deita, fecha os olhos e é batata: só sonhar com cavalinhos de carrossel!" (RODRIGUES, 1985a, p. 138).

A pureza pode sobreviver, ainda, em meio a mais completa devassidão, e a impura Geni conserva paradoxalmente uma forma de castidade, o que Herculano (RODRIGUES, 1990c, p. 198) reconhece, ao dizer antes de se casar com ela: "Você vai ter sua noite de núpcias, como se eu fosse deflorar você". É como se a prostituta pudesse manter sua castidade em meio à profanação permanente e, no prostíbulo no qual passa a viver, D. Eduarda diz: "Eu não tenho nada com os meus atos, nada..." (RODRIGUES, 1981c, p. 316).

A perda da castidade, por fim, deve ser punida, e o ato sexual praticado com o marido é, nesse sentido, tão carregado de culpa quanto o ato praticado com o amante. Por isso, ao saber do adultério praticado por sua mãe, Paulo diz: "Tão culpado o marido quanto o amante; os dois a possuíram!" (RODRIGUES, 1981c, p. 324). Da mesma forma, Guilherme, que também nutre um amor incestuoso por sua mãe, diz a seu pai:

> *Fazes bem em humilhar mamãe. Ela precisa EXPIAR, porque desejou o amor, casou-se. E a mulher que amou uma vez – marido ou não – não deveria sair nunca do quarto. Deveria ficar lá, como num túmulo.* (RODRIGUES, 1981a, p. 86)

Há por parte dos personagens de Nelson Rodrigues a crença em um ideal de pureza que é sempre negado pela realidade. A mãe, que o filho acredita ser fiel, é adúltera, a filha que o pai acredita ser virgem, está grávida, e Boca de Ouro vê sua mãe, que era prostituta, como uma santa.

Quando Moema chama sua mãe de adúltera, Paulo afirma:

> *Minha mãe não se entregaria a outro homem... É tão pura, tão sem culpa, que, às vezes, eu imagino – se ela tirasse todas as roupas, ainda assim não estaria nua, não conseguiria ficar nua! As outras mulheres, sim; não minha mãe...* (RODRIGUES, 1981c, p. 310)

E Edmundo compara sua mãe e seu pai nestes termos: "Um homem que vive depravando meninas... Ao passo que mamãe é uma SANTA!" (RODRIGUES, 1981a, p. 104). Mas, ao descobrir que sua mãe havia tido um amante, ele a ofende e a define: "FÊMEA!" (RODRIGUES, 1981a, p. 107).

Em *Os sete gatinhos*, o contraste entre a crença na pureza e a descoberta de sua inexistência é descrita de forma exemplar. Silene, a irmã caçula, é o que restou de pureza em meio à decadência famíliar e, por isso, "Seu Noronha", o patriarca da família cujas filhas se prostituem, se recusa a reconhecer a destruição de seu ideal, dizendo a Silene, quando ela é expulsa do internato: "Humanidade cachorra! As meninas não são meninas, são femeazinhas. Só você é menina, só você" (RODRIGUES, 1985c, p. 221). Mas, ao constatar que a pureza de sua filha era inexistente,

"Seu Noronha" diz: "Sabe porque esta família ainda não apodreceu no meio da rua? (*num soluço*) Porque havia uma virgem por nós!" (RODRIGUES, 1985c, p. 230). Mas o declínio, agora, é irremediável.

Da mesma forma, Jonas define sua filha: "Glória é uma santa…Uma santa da louça, de porcelana…" (RODRIGUES, 1981a, p. 64). E D. Senhorinha também diz a respeito dela: "Glória é tão pura, acredita nas pessoas, não vê maldade em nada! Nem sabe que existe amor, não faz a mínima ideia do que seja amor. Pensa que é amizade!" (RODRIGUES, 1981a, p. 66). E Jonas diz, ao saber que Glória havia sido expulsa do internato devido a uma relação homossexual: "Glória não! Glória é a única – compreendeu –, a ÚNICA que escapou! Glória é um anjo de estampa" (RODRIGUES, 1981a, p. 78). E D. Lígia (RODRIGUES, 1990b, p. 266) diz de sua filha, que havia sido estuprada, mas em um estupro que a própria filha mesma havia planejado:

> Houve o que houve com a minha filha, mas ela é a menina mais pura. Tinha acabado de chegar do colégio interno. Posso dizer que, até aquela ocasião, nunca foi beijada por nenhum homem. Posso jurar! Juro por tudo!

E a filha de D. Lígia apenas concretiza um desejo que Lídia (RODRIGUES, 1981g, p. 100), na primeira peça escrita pelo autor, já formulara: "Queria que me seviciassem num lugar deserto… Muitos"…

O processo de idealização se repete quando Guiomar, sua antiga amante, diz em relação à Boca de Ouro, cuja mãe tinha feito seu parto na pia de uma gafieira:

Esse negócio de "pia de gafieira", ele não admite, ah, não! Queres saber da maior, e vê se tem cabimento: o "Boca", quando bebe, chama a mão de "Virgem de Ouro!" (dramatizando). *Uma vagabunda, sabe o que é uma vagabunda de apanhar homem na esquina, rapaz?* (RODRIGUES, 1985d, p. 287)

Mas o próprio Boca de Ouro é idealizado, de forma que ao ser informada que ele havia cometido um assassinato, Maria Luíza, sua amante, e que por fim o mata, diz: "'Boca' é um santo! E o que dizem é mentira! 'Boca' nunca matou ninguém!" (RODRIGUES, 1985d, p. 333).

O SEXO E O NOJO

Se há um ideal de pureza e castidade, as mulheres que se mantêm castas, ou seja, as solteironas são apresentadas invariavelmente por Nelson Rodrigues como seres grotescos, que sonham com uma vida sexual promíscua e, para elas, inatingível. Assim, uma personagem nomeada apenas como Tia Solteirona (RODRIGUES, 1981h, p. 251) diz: "Quero três mil e quinhentos amantes!" E outra solteirona, Tia Rute lastima: "Quer dizer, toda mulher tem um homem que a deseja, nem que seja um crioulo, um crioulo suado, MENOS EU!" (RODRIGUES, 1981a, p. 82).

Por outro lado, o sexo corrompe, e Salim (RODRIGUES, 1981d, p. 304) diz: "O sexo nunca fez um santo. O sexo só faz canalha". E o nojo perante o sexo que corrompe é compartilhado por diversos personagens e expresso de diversas formas.

Mesmo uma prostituta como Geni (RODRIGUES, 1990c, p. 227) acentua: "Quando eu vejo uma colega despida, sinto um enjoo. Você não faz ideia, o enjoo!". Há, portanto, uma repulsa em relação ao corpo e em relação à sexualidade que pode estar presente mesmo na vida matrimonial. Assim, Zulmira descreve a Pimentel, seu amante, como foi sua lua de mel com Tuninho:

> *Lavava as mãos como se tivesse nojo de mim! Durante toda a lua de mel, não fez outra coisa... Então, eu senti que mais cedo ou mais tarde havia de traí-lo! Não pude mais suportá-lo... Aquele homem lavando as mãos... Ele virava-se para mim e me chamava de fria.* (RODRIGUES, 1985b, p. 108)

Já Alaíde (RODRIGUES, 1981h, p. 119) diz de seu marido: "Ele era bom, muito bom. Bom a toda hora e em toda parte. Eu tinha nojo de sua bondade". E quando Judite passa a ter pudor na presença de Gilberto, este conclui, em seu ciúme compulsivo em relação a ela: "Mas claro: a mulher que passa a ter pudor do marido é porque tem outro, porque arranjou um amante!" (RODRIGUES, 1985a, p. 154).

O nojo – a náusea provocada pelo sexo – ganha, por fim, um sentido hereditário e mítico em *Doroteia*, representando, na família da personagem, o abismo irremediável que separa a mulher e o homem. Mencionando-a, Doroteia descreve o que ocorre após a bisavó da família ter sentido a náusea no dia de seu casamento:

> *Desde então há uma fatalidade na família: a náusea de uma mulher passa a outra mulher, assim como o som passa de um grito a outro... Todas nós – eu também! A recebemos na noite do casamento...* (RODRIGUES, 1981f, p. 181)

E D. Flávia, uma das irmãs solteironas, acrescenta: "As mulheres de nossa família têm um defeito visual que as impede de ver homem" (RODRIGUES, 1981f, p. 201).

A repulsa provocada pelo corpo é simbolizada na obra de Nelson Rodrigues em relação ao suor. São diversas as expressões de nojo geradas pelo contato com o suor alheio, como se este sujasse e corrompesse tudo à sua volta. E mesmo o próprio suor pode causar asco, com Guilherme, que se castrara, descrevendo suas transformações: "Estou mais gordo... me arredondando... (*olha com asco as próprias mãos*) Suo tanto nas mãos!" (RODRIGUES, 1981a, p. 89).

É um tema caro ao autor a competição de duas irmãs pelo amor do mesmo homem, e Clessi (RODRIGUES, 1981h, p. 146), ao presenciar uma destas situações – a primeira delas, narrada em *Vestido de noiva*, diz: "Irmãs e se odiando tanto! Engraçado – eu acho bonito duas irmãs amando o mesmo homem!". E Lúcia (RODRIGUES, 1981h, p. 153), uma das irmãs que em *Vestido de noiva* competem pelo mesmo homem, dando início, aliás, a uma situação que se repetiria nas demais peças, diz à sua mãe: "O que eu disse, mamãe, é que a senhora… transpira muito. Demais!". E acrescenta:

> *Eu também falei, mamãe, que quando a senhora começa a transpirar – a senhora é minha mãe – mas eu não posso! Não está em mim! Tenho que sair de perto!* (p. 154)

Já Virgínia acentua em relação a Ismael:

> *A transpiração dele está por toda a parte, apodrecendo nas paredes, no ar, nos lençóis, na cama, nos travesseiros, até na minha pele, nos meus seios.* (RODRIGUES, 1981b, p. 142)

E quando questionada porque não foge, ela responde:

> *Não posso. Se eu fugisse, a transpiração dele não me largaria; está entranhada na minha carne, na minha alma. Nunca poderia me libertar! Nem a morte dele seria uma fuga!* (RODRIGUES, 1981b, p. 145)

O suor representa, portanto, a miséria e a corrupção presentes nas relações humanas, e das quais ninguém consegue se libertar. E o oposto do suor é a limpeza, com Edgard (RODRIGUES, 1990b, p. 251), o personagem que é contratado para casar com a filha de um milionário em *Otto Lara Resende ou Bonitinha mas ordinária*, dizendo: "A grã-fina é a única mulher limpa. A grã-fina nem transpira".

Se o suor é o símbolo da corrupção, as mãos são o seu instrumento. São elas que levam o ser humano à perdição, e é neste sentido que Moema diz:

> As mãos são mais culpadas no amor... Pecam mais... Acariciam... O seio é passivo; a boca apenas se deixa beijar... O ventre apenas se abandona... Mas as mãos, não... São quentes e macias... E rápidas... E sensíveis... Correm no corpo... (RODRIGUES, 1981c, p. 308)

Já os seios, quando atingidos por um câncer, representam a redenção, como se o câncer nos seios redimisse e santificasse a mulher. Assim, Herculano (RODRIGUES, 1990c, p. 172) exclama, quando Geni diz que sua mulher era uma chata: "Não. Não! Uma santa, uma santa! Se repetir isso eu te mato!". E acrescenta: "Para mim, ela não tem um rosto, um nome, um olhar. É uma ferida, quase linda. No seio" (p. 175). E Herculano (RODRIGUES, 1990c, p. 174) ainda acentua: "A mulher que morreu de uma ferida no seio – é a coisa mais sagrada, mais sagrada".

Já Zulmira (RODRIGUES, 1985b, p. 68) diz, em relação a Glorinha, sua vizinha:

> Não é mais séria do que ninguém. Tão cínica que diz apenas o seguinte – vê se pode – que a mulher que beija de boca aberta é uma sem-vergonha. Pode ser o marido, pode ser o raio que o parta, mas é uma sem-vergonha.

Mas o seguinte diálogo explica o seu comportamento:

> *TUNINHO – Sabe por que a tal da Glorinha é o maior pudor do Rio de Janeiro? E por que toma banho de camisola? E não vai a praia? E tem nojo do amor? Sabe?*
> *ZULMIRA – Fala, criatura!*
> *TUNINHO – Porque teve câncer e tiveram que extirpar um seio!* (RODRIGUES, 1985b, p. 77)

E ao morrer, Zulmira afirma: "Eu sou a morta que pode ser despida... Vizinhas, me dispam" (RODRIGUES, 1985b, p. 98)...

Mas a mulher que perde os seios fica livre do pecado; reveste-se de uma pureza que é uma forma de acusação para a adúltera, por exemplo, e Zulmira (RODRIGUES, 1985b, p. 111) explica para seu amante porque não pode continuar tendo um caso com ele, acentuando em relação a Glorinha: "Como se ela estivesse aqui. Atrás de mim. Como se me acompanhasse por toda a parte". E conclui: "Ela me impede de ser mulher".

Já o beijo, na obra de Nelson Rodrigues, pode possuir sentidos diversos. Pode representar a aliança, sendo este o sentido do beijo dado a um moribundo, tema central de *Beijo no asfalto*, em que um homem atende ao pedido de desconhecido que agonizava na rua após ter sido atropelado, beija-o na boca e tem sua vida destruída por isso.

Mas também o beijo como pacto entre pessoas que pretendem se matar possui esta dimensão. Dessa forma, Nair, a adolescente colega de Glorinha no bordel em

Perdoa-me por me traíres, falece durante uma operação de aborto, mas, antes de morrer, diz a ela: "E se eu morrer quero que tu me beijes, apenas isso: quero ser beijada; um beijo sem maldade, mas que seja beijo!" (RODRIGUES, 1985a, p. 141). E em sua agonia, confundindo Glorinha com Judite, Raul (RODRIGUES, 1985a, p. 178), o tio que a amava em segredo como amara Judite, mãe de Glorinha, diz:

> *Vi que ia morrer o corpo beijado por tantos, nunca beijado por mim! Foste minha agonizando, querida! Pela primeira vez, minha! Cerraste os lábios, para o meu beijo... Mas nem teu marido, nem teus amantes, ninguém te beijou na boca em que morrias, só eu!*

O beijo, assim como o suor, pode representar também o nojo perante o sexo. Assim, Guida (RODRIGUES, 1990a, p. 64) diz, após beijar Paulo: "Maldito esse beijo com gosto de sexo". E Selminha (RODRIGUES, 1990d, p. 146), a mulher do homem que beijara o moribundo, acentua: "O beijo do meu marido ainda tem a saliva de outro homem!". E Herculano (RODRIGUES, 1990c, p. 215) descreve sua reação após a morte de sua mulher:

> *Tranquei-me no quarto. E, lá, cheguei a introduzir na boca o cano do revólver. Mas isso me deu uma tal ideia de penetração obscena (...). Não me matei porque tive nojo, asco do sexo!*

A boca é obscena, e um médico (RODRIGUES, 1981e, p. 240) diz: "Uma boca aberta é meio ginecológica, madame"... E o beijo representa o início da corrupção, o primeiro passo para a perda da castidade. Assim, segundo Gilberto, "o verdadeiro defloramento é o primeiro beijo na boca" (RODRIGUES, 1985a, p. 160). Mas a sua ausência – e esta é outra dimensão conferida ao beijo – pode representar também a ausência de amor, sendo nesse sentido que Moema descreve seu relacionamento com seu noivo:

> *Diz que me ama... E me beija as mãos... Quase não olha para meu rosto... Como se fosse noivo apenas de minhas mãos... Não me beijou nunca na boca.* (RODRIGUES, 1981c, p. 268)

A complexidade de sentidos referentes ao beijo remete, por sua vez, à multiplicidade de dimensões atribuídas ao corpo no universo rodrigueano. Ele representa a impureza e, consequentemente, não deve ser exposto. Por isso, Zulmira diz, quando Tuninho a convida a ir à praia: "A mulher de maiô está nua. Compreendeu? Nua no meio da rua, nua no meio dos homens" (RODRIGUES, 1985b, p. 71). E Olegário (RODRIGUES, 1981g, p. 87) diz a Lídia: "O fato de você mesmo olhar o próprio corpo é imoral. Só as cegas deviam ficar nuas". Ainda, em seu monólogo, já que a peça é um monologo dito por Sônia, uma adolescente que acabara de ser assassinada por seu amante décadas mais velho, é dito a respeito da personagem: "Começou a ter vergonha de tudo. Dos próprios pés. Seu coração palpitava, se ela via os próprios pés" (RODRIGUES, 1981i, p. 204). E, por fim, D. Flávia diz em relação à Doroteia que havia falecido: "A outra Doroteia se afogou de ódio, de dor... Ela não podia viver sabendo que por dentro do vestido estava seu corpo nu..." (RODRIGUES, 1981f, p. 207).

Há ainda um sentido de impureza atribuído à beleza, uma vez que, quanto mais belo é um corpo, mais perigoso e impuro ele é. É o perigo que Doroteia traz para a casa na qual vivem suas tias e, por isso, a sua beleza precisa ser destruída. Doroteia diz: "Ser bonita é pecado... Por causa do meu físico tenho tudo quanto é pensamento mau...Sonho ruim..." (RODRIGUES, 1981f, p. 212). E D. Flávia afirma: "Tua beleza precisa ser destruída! Pensas que Deus aprova tua beleza? (*furiosa*) Não, nunca!... (RODRIGUES, 1981f, p. 214). Por fim, Doroteia suplica:

> *Peço maldição para mim mesma... Maldição para o meu corpo... E para os meus olhos... E para os meus cabelos (num último grito estrangulado)... Maldição ainda para a minha pele!...* (RODRIGUES, 1981f, p. 216)

E a beleza, por sua vez, é vista como maldição quando D. Flávia diz: "Tuas feições te perseguiriam... e se te escondesses, debaixo de qualquer coisa, teus traços ainda estariam contigo (RODRIGUES, 1981f, p. 233)... Por fim, quando a beleza enfim abandona Doroteia, D. Flávia conclui a peça com estas palavras: "Vamos apodrecer juntas" (RODRIGUES, 1981f, p. 253). A beleza, portanto, é impura, mas também pode representar a redenção, e seu desaparecimento remete à corrupção final. No universo rodrigueano os sentidos do corpo, portanto, são complexos.

Perante tal complexidade cabe à família modelar e disciplinar o corpo e os seus desejos. Cabe a ela substituir o desejo pelo tédio, e um psicanalista (RODRIGUES, 1981e, p. 259) diz: "O papel da família é ser chata ou, então, não é família, é mafuá!". Mas ao mesmo tempo em que Nelson Rodrigues acentua a importância deste papel, nenhuma das famílias presentes em suas peças consegue cumpri-lo. Todas fracassam e afundam em um poço sem fundo de desejos incestuosos e ódios que frequentemente terminam em assassinatos. A família, afinal, no universo rodrigueano, é uma fábrica de incestos.

Todo casamento está condenado ao fracasso, o que uma cafetina (RODRIGUES, 1981e, p. 252) salienta: "Todas casam errado! Fácil encontrar um marido – difícil encontrar um homem!" E toda família é uma espécie de prisão na qual uns estão condenados a viver com os outros, o que "Seu Noronha" diz em relação às suas filhas: "Nem elas se livram de mim, nem eu me livro delas!" (RODRIGUES, 1985c, p. 229). Mas o casamento – e, aqui, o autor traduz com rara felicidade um adágio predominante no imaginário da sexualidade brasileira – é descrito também como o destino necessário de toda mulher. E é por isso que "Seu" Noronha lamenta em relação às suas filhas:

> *Qualquer vagabunda se casa. A filha do Tolentino, aqui do lado. Não se casou? Andava se esfregando em todo o mundo e não se casou? Entrou na igreja, de véu e grinalda, que só vendo. Hoje, tem amantes, o diabo*

(triunfante). *Mas é casada, aí é que está! Casadíssima! E minhas filhas, não!* (RODRIGUES, 1985c, p. 206)

"Seu Noronha" termina sendo morto por suas filhas, e ocorre o assassinato simbólico de um pai quando Virgínia diz a Ismael a respeito do filho que acabara de perder, e que ela mesmo matara: "Tão parecido com você, como se fosse você que estivesse me espiando pelos olhos dele" (RODRIGUES, 1981b, p. 133). Aqui é a imagem do pai refletida no filho que ela está eliminando, e Edmundo diz: "Seria tudo melhor se em cada família alguém matasse o pai" (RODRIGUES, 1981a, p. 76).

A morte do pai permitiria, afinal, que o incesto do filho com a mãe se consumasse, mas, no caso da filha, é o próprio pai que se transforma em objeto de desejo, mesmo quando este desejo é transferido para outros homens. Assim, Ana Maria (RODRIGUES, 1981b, p. 181), cega – o próprio pai a cegara para ela não descobrir que ele era negro – e apaixonada pelo pai que acredita ser branco, diz: "Eu escolhi outro pai... Ele é o Noivo... claro, alvo... Eu sinto quando ele vem, quando ele está... Sinto a presença dele como um coração batendo dentro de casa"...

Já Glória descreve como, em sua relação homossexual com uma colega de internato, "toda vez que a gente se beijava, eu fechava os olhos e via direitinho a fisionomia de papai. Mas direitinho como está ali" (RODRIGUES, 1981a, p. 90). E, ao ser morta por Guilherme, diz em sua agonia: "Quando eu era menina... pensava que mamãe podia morrer... Ou, então, que papai podia fugir comigo" (RODRIGUES, 1981a, p. 94). Mas Jonas também diz em relação a sua filha: "Desde que Glória começou a crescer, deu-se uma coisa interessante: quando eu beijava uma mulher, fechava os olhos, via o rosto dela!" (RODRIGUES, 1981a, p. 115). E acrescenta: "Quando ela começou a crescer, para mim passou a existir só meninas no mundo. Não mulher: meninas, mas tantas! De 12, 13, 14, 15 anos!" (RODRIGUES, 1981a, p. 116).

O amor incestuoso pode fazer, por fim, com que a filha deseje a posse exclusiva do pai e, ao confessar a seu pai o fato de ter assassinado suas irmãs, Moema justifica seus atos: "Afoguei as filhas que preferias e acariciavas, enquanto eu sofria na minha solidão" (RODRIGUES, 1981c, p. 304)… E Moema ainda diz a ele:

> Desde menina, meu sonho era ficar sozinha contigo nesta casa; queria ser a filha única, a única mulher desta casa… (ciciando) E agora sou tua filha única… (RODRIGUES, 1981c, p. 340)

Também o amor incestuoso do filho pela mãe pode gerar um sentimento de fidelidade. Assim, conversando com sua mãe, que sempre foi o único objeto de seu amor, Edmundo diz: "Eu sou o homem de uma só mulher! Até hoje, só gostei de uma mulher" (RODRIGUES, 1981a, p. 98). E afirma: "O céu, não depois da morte; o céu, antes do nascimento – foi teu útero" (RODRIGUES, 1981a, p. 102).

O amor incestuoso é visto, portanto, como uma espécie de paraíso perdido, ao passo que a relação conjugal é marcada por um tédio que é também uma forma de incesto, com Olegário (RODRIGUES, 1981g, p. 95) dizendo a Lídia como transcorre o casamento: "Depois, evapora-se a volúpia... São tranquilos como dois irmãos... De forma que o desejo da esposa pelo marido parece incestuoso...".

Surge com toda a clareza, portanto, o caráter irreconciliável e instransponível da sexualidade livre, de caráter incestuoso, e a rotina imposta pelas normas e pelo cotidiano familiar. A sexualidade tal como vista por Nelson Rodrigues é, no fundo, alheia a qualquer forma de normatização. E por isso ele é moralista: por defender a necessidade desta normatização, ao mesmo tempo em que descreve seu fracasso. O sexo, afinal, é perigoso.

A família é uma fábrica de incestos e é também uma fábrica de adultérios. Nem a mulher nem o homem, afinal, foram moldados pela natureza para exercerem o papel de marido e mulher e, por isso, Olegário (RODRIGUES, 1981g, p. 56) diz: "Cada mulher esconde uma infidelidade passada, presente ou futura". A traição, afinal, faz parte da natureza feminina e faz parte da própria natureza humana. Traindo, a mulher está se vingando das restrições que a natureza impôs à sua sexualidade, e no prostíbulo, D. Eduarda expressa tal vingança, ao afirmar:

> *Eu também estou me vingando... Deles, todos!... Daquela casa e dos parentes, vivos e mortos... Do meu marido! Da minha filha! E me vingo também de mim mesma... Me vingo da minha própria fidelidade...* (RODRIGUES, 1981c, p. 317)

E, com isso, o adultério é também uma forma de libertação. Gilberto, o marido tantas vezes traído, diz: "A adúltera é mais pura porque está salva do desejo que apodrecia nela" (RODRIGUES, 1985a, p. 163). E, dizendo isto, ele expressa um paradoxo comum na obra de Nelson Rodrigues: a redenção só pode ser alcançada pelo pecador e através do pecado; por isso, a solteirona, aquela que não peca, é vista com tanto desprezo pelo autor, ao passo que o adultério é visto como um caminho para a redenção.

Na obra de Nelson Rodrigues o adultério, mesmo quando não praticado, é uma obsessão para os personagens, e os maridos são obsessivamente ciumentos, ou então são traídos, ou ambas as coisas. E o adultério, tal como ironicamente descrito por Diabo da Fonseca (RODRIGUES, 1981e, p. 260), é uma espécie de arte: "Note bem: trair é mais importante que casar. Casar qualquer um casa, mas trair exige classe!". Da mesma forma, há uma evidente ironia quando Ivonete (RODRIGUES, 1981e, p. 231) pergunta: Ou o senhor me acha com cara de trair um marido morto? Um vivo não significa nada".

Em *Perdoa-me por me traíres* há uma inversão referente ao adultério que é anunciada já no título. A culpa, no caso, é do marido que não soube valorizar a mulher, que por isso o traiu, o que leva Gilberto, o marido traído, a dizer: "Amar é ser fiel a quem nos trai" (RODRIGUES, 1985a, p. 165). Mas há, ainda, a necessidade de obter a posse exclusiva da mulher para evitar a traição, sendo o reconhecimento desta necessidade o que move, por exemplo, o ciúme obsessivo de Olegário em *Uma mulher sem pecado*, sendo que tal ciúme deriva da necessidade de conhecer e possuir não apenas o presente, mas também o passado e o futuro da mulher, e não apenas o que ela faz, mas também o que ela pensa e o que ela sonha, de forma a eliminar qualquer resquício ou possibilidade de traição. Mas tal posse é inviável, o que tortura Olegário e o leva a questionar:

> *Quero dizer o seguinte: seus atos podem ser puríssimos. Mas seu pensamento nem sempre – seu pensamento, seu sonho. Quem é que vai moralizar o pensamento? O sonho?* (RODRIGUES, 1981g, p. 56)

Por outro lado a posse exclusiva só é possível quando a mulher que se deseja possuir se encontra morta para o mundo, fazendo com que tal posse e a morte se confundam. Assim, Jonas afirma: "Quando se ama deve-se possuir e matar a mulher" (RODRIGUES, 1981a, p. 118). E Elias diz para Virginia: "Seria tão bom se você morresse; assim nem ele, nem nenhum homem – ninguém mais tocaria em você…" (RODRIGUES, 1981b, p. 149). E a traição, uma vez cometida, faz com que tal posse seja perdida para sempre, o que, no final das contas, torna irrelevante que novas traições venham a ocorrer. É o que Ismael constata ao dizer para Virgínia quando fica sabendo de sua traição: "Se você já foi de um homem, pode ser de outros, de muitos (*em fúria*), de todos!" (RODRIGUES, 1981b, p. 171).

O adultério, afinal, gera uma espécie de culpa primordial e o sentimento de culpa atormenta os personagens de Nelson Rodrigues, sejam ou não adúlteros, sejam ou não incestuosos. Trata-se da culpa, afinal, que, na perspectiva rodrigueana, fundamenta a condição humana.

A CULPA E A SALVAÇÃO

Carmelita, uma das tias de Doroteia, diz: "Tudo que não tem testemunha deixa de ser pecado" (RODRIGUES, 1981f, p. 231). Mas, ao contrário do que ela afirma, o sentimento de pecado e o consequente reconhecimento da culpa, seguido pela necessidade de expiação, atormenta os personagens de Nelson Rodrigues. O reconhecimento de seu amor incestuoso impede Edmundo, por exemplo, de manter relações sexuais com sua mulher, e Heloísa, sua ex-esposa, descreve seu relacionamento com Edmundo: "Quando queria, e me procurava, a lembrança da 'outra' IMPEDIA! Então, ele me dizia: 'Heloísa, 'Ela' não deixa" (RODRIGUES, 1981a, p. 110). E Ismael explica para Virgínia porque, mesmo sabendo, não impediu que ela assassinasse seus filhos: "Não impedi porque teus crimes nos uniam ainda mais; e porque meu desejo é maior depois que te sei assassina – três vezes assassina" (RODRIGUES, 1981b, p. 159). Em uma situação como esta, portanto, não há inocentes, assim como na obra do autor, de uma forma ou de outra, todos são culpados. Nem o perdão salva, o que um padre diz a Herculano (RODRIGUES, 1990c, p. 229): "Meu filho, não tenha pressa de perdoar. A misericórdia também corrompe". Quem perdoa, afinal, também é culpado.

Estão representados na obra de Nelson Rodrigues os fundamentos católicos do imaginário da sexualidade brasileira. Temos nela, afinal, a concepção da castidade como valor supremo, principalmente no que diz respeito à mulher, seguida, porém, pelo desprezo dedicado à solteirona. Temos, também, o reconhecimento eminentemente cristão da culpabilidade essencial da condição humana. E temos, por fim, a visão da mulher como um ser impuro e perigoso; a filha de Eva que tem seu comportamento orientado pelo pecado original, e que, por mais que aparente ser séria, guarda em si algo de impuro, o que Geni (RODRIGUES, 1990c, p. 193) acentua: "A mulher pode ser séria, seja lá o que for. Mas tem sua tara por alguém".

Quanto mais bonita é uma mulher, mais feminina e, portanto, mais impura ela é e, por isso, Olegário (RODRIGUES, 1981g, p. 72) diz a Lídia: "Você está mais bonita do que nunca. Você não podia ser tão bonita. Chega a ser... indecente. Agora é que você é, de fato, mulher". E por isso, ainda, as tias de Doroteia tanto se empenham em destruir sua beleza, até conseguir.

O perigo inerente à condição feminina é expresso, ainda, quando Guiomar diz, justificando seu próprio comportamento: "Mulher com dor de cotovelo é um caso sério! Escuta, mulher não presta, é um bicho ruim, danado, bicho danado!" (RODRIGUES, 1985d, p. 291). E um médico (RODRIGUES, 1981e, p. 226) afirma: "A última viúva que eu conheci fez o seguinte: saiu do cemitério chupando chica-bom". As mulheres, afinal, agem a partir de sua sexualidade, não a partir de seus sentimentos.

Perante a fêmea, o macho deve agir como tal – como o conquistador. Este é o comportamento que os homens mais de uma vez apregoam nas peças de Nelson Rodrigues, e o terror destes homens – que é o terror dos machos brasileiros quando imbuídos de seu papel de conquistador – é precisamente o de falharem como machos.

A mulher, em síntese, deve ser conquistada, e um dos funcionários da funerária aconselha a Timbira, quando este pretende conquistar Zulmira: "Entra de sola, que mulher gosta é disso!" (RODRIGUES, 1985b, p. 92). E Pimentel descreve como a conquistou: "Se foi fácil ou difícil? Basta que eu lhe diga o seguinte, dois pontos: foi a única mulher que eu conquistei no peito, à galega. Entrei de sola" (RODRIGUES, 1985b, p. 105).

Após não conseguir consumar o ato sexual durante seu casamento, Décio (RODRIGUES, 1990a, p. 71) se envolve com uma amante negra, e brada: "Nesse mesmo dia, tudo aconteceu como um milagre. Ouçam, ouçam! Eu sou outro. Dei, dei nessa crioula, quatro sem tirar". E o desempenho de seu marido, por sua vez, é enaltecido por Selminha (RODRIGUES, 1990d, p. 137), quando esta acentua: "Eu conheço muitas que é uma vez por semana, duas e, até, 15 em 15 dias. Mas meu marido todo o dia! Todo o dia! Todo o dia!".

Mas ela não consegue conviver com as suspeitas de homossexualismo que pairam sobre seu marido e o abandona. Afinal, no universo rodrigueano e no imaginário da sexualidade brasileira, corno e bicha são alguns dos insultos supremos dirigidos ao homem. E o outro insulto é filho da puta, o insulto que questiona a pureza materna, tão valorizada, por exemplo, por Boca de Ouro e pelos filhos incestuosos de *Álbum de família*.

Ao mesmo tempo há um destino inexorável a marcar a trajetória dos personagens, o que Herculano (RODRIGUES, 1990c, p. 168) acentua: "Assim como se nasce poeta ou judeu, ou bombeiro – se nasce prostituta!". E em um mundo assim, marcado por um determinismo trágico, a loucura passa a ser a única saída, sendo, também, a única forma possível de inocência.

D. Senhorinha, cujo filho enlouqueceu após manter relações sexuais com ela, diz: "Acho que o amor com uma pessoa louca é o único puro" (RODRIGUES, 1981a, p. 61). Apenas o louco, afinal, é puro, mas, no fundo, o limite entre a sanidade e a loucura é tênue. Assim, segundo Herculano (RODRIGUES, 1990c, p. 197), "há entre nós e a loucura um limite que é quase nada". Já Patrício (RODRIGUES, 1990c, p. 165) acentua:

"Eu sou o cínico da família. E os cínicos enxergam o óbvio". E diz para seu irmão: "O ser humano é louco! E ninguém vê isso, porque só os profetas enxergam o óbvio!" (p. 196).

A loucura presente em cada ser humano representa, portanto, na perspectiva rodrigueana, a pureza possível em um universo corrompido pela culpa primordial da qual apenas os loucos conseguem se livrar. Mas, como ocorre no caso do filho de D. Senhorinha, é o pecado que conduz à loucura, o que apenas reforça um princípio moral de importância fundamental na obra de Nelson Rodrigues: só o pecado salva, e o catolicismo brasileiro, é bom lembrar, sempre exaltou o pecador – e principalmente a pecadora – redimido e, enfim, santificado.

O pessimismo com o qual Nelson Rodrigues vê o meio social no qual vive faz com que ele veja o brasileiro de uma forma eminentemente crítica e cética, construindo uma imagem negativa de sua identidade; como se a identidade nacional fosse uma identidade canalha. E é em *Otto Lara Resende ou Bonitinha, mas ordinária* que esta identidade canalha é exposta de forma mais nítida

Toda a ação contida na peça gira em torno da frase *O mineiro só é solidário no câncer*, criada por Otto Lara Resende e repetida como um *leitmotiv* pelos personagens, e que termina por adquirir um sentido identitário. É como se a frase retratasse a ausência de solidariedade e a canalhice identitária do brasileiro, sendo que Werneck (RODRIGUES, 1990b, p. 250), um dos canalhas presentes na peça, diz a respeito de outro personagem, igualmente canalha: "No Brasil, todo mundo é Peixoto". Já Peixoto afirma: "No Brasil, quem não é canalha na véspera, é canalha no dia seguinte" (1990b, p. 294). E se define: "Não há ninguém que trepe na mesa e diga: 'Eu sou um canalha'. Pois bem, eu digo! 'Eu sou um canalha!'. Digo isso de boca cheia! Sou um canalha!" (1990b, p. 295). Mas, por fim, ele busca se redimir, ao afirmar: "Eu não sou tão canalha, porque vou impedir teu casamento. Larga essa mulher, Edgard! Foge dessa casa!" (1990b, p. 322).

Ao mesmo tempo o canalha reconhece sua culpa e busca expiá-la a partir do insulto que ele roga que lhe seja dirigido. Assim, uma velha (RODRIGUES, 1990b, p. 314) diz: "Meu marido morrendo e eu traindo. Traindo o único homem que amei (*Num berro maior*) Quero alguém. Alguém para me cuspir na cara!" (p. 314). E Werneck diz para Ritinha: "Você vai dançar nua! Mas antes, me xinga! Me dá na cara!" (1900b, p. 316).

Também Dr. Jubileu, no prostíbulo, explica o que deve ser dito a Silene, a adolescente que se prostitui pela primeira vez: "Diz que os jornais me chamam de reserva moral! Explica, também, que eu sou professor catedrático!" (RODRIGUES, 1985a, p. 135). E afirma, em seu contato com Silene: "Ah, se minha mulher me visse aqui, ai, ai, ai, se minha mulher me visse aqui, uai, se me visse! Minha mulher é neta de barões! Minha mulher!" (RODRIGUES, 1985b, p. 136). E, no prostíbulo, D. Eduarda pede à sua filha: "Desce e vem chamar sua mãe de prostituta! (RODRIGUES, 1981c, p. 322).

Nesse caso, é a mulher que adota um comportamento pecaminoso que precisa ter sua culpa reconhecida e ser castigada por isso e, ao se entregar a Bibelot, um de seus amantes, Aurora, uma das irmãs que se prostitui em *Os sete gatinhos*, pede: "Me xinga! Me dá na cara!" (RODRIGUES, 1985c, p. 178).

Também o reconhecimento de sua inferioridade social pode se transformar em sentimento de culpa, e "Seu" Noronha, contínuo que se envergonha profundamente de sua profissão, pede a uma de suas filhas: "Agora me chama de contínuo, anda, me chama de contínuo!" (RODRIGUES, 1985c, p. 219). E o Dr. Bordalo, antes de ir para a cama com Silene, que tem a idade de sua filha, pede: "Eu quero, antes de ir, que você, Aurora, me cuspa na cara!" (RODRIGUES, 1985c, p. 232). Logo depois ele se suicida, e lemos: "O Dr. Bordalo deixou um bilhete, um bilhetinho, dizendo assim: 'Não quero que minha filha me beije no caixão'!" (RODRIGUES, 1985c, p. 237).

Ao mesmo tempo – e este é um conceito essencial para o cristão – sempre há a possibilidade de redenção, mesmo para o pior dos canalhas, uma vez que este sempre guarda em si algo da pureza perdida. Assim, um médico diz a Herculano (RODRIGUES, 1990c, p. 231): "Não há, nunca houve o canalha integral, o pulha absoluto. O sujeito mais degradado tem a salvação em si, lá dentro". E é a salvação, no fundo, para o autor, o que qualquer canalha busca.

Uma outra dualidade presente na obra de Nelson Rodrigues e a qual nem sempre se deu a devida atenção diz respeito à questão racial. No caso, não é tanto o preconceito do branco em relação ao negro e ao mestiço que é diretamente abordado, embora uma das tias de Serginho (RODRIGUES, 1990c, p. 201) indague, por exemplo: "Pode ser bom médico um sujeito que se amigou com a enfermeira? Uma mulata ordinária"? Mas é principalmente o negro que se envergonha da cor de sua pele que é problematizado. A condição de negro surge como algo a ser negado, quando um dos negros (RODRIGUES, 1990b, p. 299) que estupra Maria Cecília diz: "Ou tu me chama de negro... Então, me xinga de negro!". Mas, logo depois, ele afirma: "Quem me chamar de negro, morre! Eu mato! Eu não sou negro!" (p. 300). E é o fato de ser negro que Ismael, em *Anjo negro*, se recusa a admitir.

Elias, seu irmão branco, acentua em relação a Ismael: "Desde menino, ele tem vergonha; vergonha, não: ódio da própria cor. Um homem assim é maldito" (RODRIGUES, 1981b, p. 141). E o próprio Ismael diz:

> *Sempre tive ódio de ser negro. Desprezei, e não devia, o meu suor de preto... Só desejei o ventre das mulheres brancas... Odiei minha mãe, porque nasci de cor... Invejei Elias porque tinha o peito claro... Agora estou pagando... Um Cristo preto marcou minha carne... Tudo porque desprezei o meu suor...* (RODRIGUES, 1981b, p. 161)

Ismael, por fim, cega sua filha quando criança e diz a ela que ele era o único branco em um mundo de negros. E afirma: "Ela é quase cega de nascença, mas odeia os negros como se tivesse noção de cor..." (RODRIGUES, 1981b, p. 175). Mas, depois, ele afirma:

> *Só me ama porque eu menti – tudo o que eu disse a ela é mentira, tudo, nada é verdade* (possesso). *Não é a mim que ele ama, mas a um branco maldito que nunca existiu!* (RODRIGUES, 1981b, p. 187)

Em uma situação como esta, contudo, a morte é a única forma de redenção. Os filhos de Ismael são mortos por sua mulher, sua filha é aprisionada em uma gaiola e, após aprisionarem Ana Maria para sempre em um túmulo de vidro, Ismael e Virgínia se unem mais uma vez para terem um novo filho, mas o Coro de Senhoras que comenta a narrativa conclui:

SENHORA – Ainda não é carne, ainda não tem cor!

SENHORA – Futuro anjo negro que morrerá como os outros!

SENHORA – Que matareis com vossas mãos!
(RODRIGUES, 1981b, p. 192)

Em um universo impuro, corrompido e sem saídas, a morte surge, por fim, como a única possibilidade de salvação; uma salvação que não pode ser encontrada na Cidade dos Homens, e por isso, os personagens de Nelson Rodrigues se preocupam tanto em terem um enterro digno e, se possível, luxuoso. É porque a partir de sua morte que eles serão salvos.

Edgard (RODRIGUES, 1990b, p. 250) diz: "Agora quero um caixão com aquele vidro, como o do Getúlio. E enterro de penacho, de mausoléu, o diabo. Não sou defunto de cova rasa!". Da mesma forma, após prestar um favor a Boca de Ouro, um Preto pede: "Quando eu morrer, o distinto paga um caixão legal para o negro?" (RODRIGUES, 1985d, p. 293). E o próprio Boca de Ouro diz: "Estou juntando ouro, ouro, pra meu caixão…" (RODRIGUES, 1985d, p. 311).

É a obsessão de Zulmira por um enterro luxuoso que movimenta, ainda, todo o enredo de *A falecida*, mas ela termina sendo enterrada em um caixão de última categoria. Também Boca de Ouro, depois de morto, tem seus dentes roubados, é abandonado em um necrotério sem a dentadura de ouro da qual tanto se orgulhava e um locutor descreve seu fim inglório:

> *Sem um mísero dente! Não é um paradoxo? É um paradoxo! Um homem existe, um homem vive por causa de uma dentadura de ouro. Matam esse homem e ainda levam, ainda roubam a dentadura da vítima!* (RODRIGUES, 1985d, p. 338)

Há, portanto, um descompasso entre ideal e realidade que se mantém mesmo no momento da morte. Assim, Zulmira idealizava o enterro de seu avô, mas sua mãe o descreve nestes termos:

> *Eu era assim, pequenininha... Nesse tempo, minha família tinha dinheiro... Mas ah! Quando o enterro saiu, a nossa porta ficou que era uma nojeira! Nem se podia! Nunca vi cavalos tão grandes e bonitões! Mas sujaram tudo! Muito desagradável!...* (RODRIGUES, 1985b, p. 85)

Aqui, é a própria frustração de seu último desejo que ela antecipa.

Há ainda a preocupação em não morrer sozinho, o que Lígia (RODRIGUES, 1990a, p. 80) acentua: "Por que só penso em morte? Morrer sozinha, não. Sozinha eu não quero morrer". E Nair, a colega de Silene no bordel, diz a ela:

> *O que me mete medo na morte é que cada um morre só, não é? Tão só! É preciso alguém para morrer conosco, alguém! Te juro que não teria medo de nada se tu morresse comigo!* (RODRIGUES, 1985a, p. 140)

A morte solitária, enfim, é a pior das mortes, e um personagem (RODRIGUES, 1981d, p. 326) diz a sua mulher: "Tereza, quero que, ao morrer, meu cadáver tenha de você e do meu filho uma coisa parecida com amor". Mas é este amor derradeiro e fundamental que Serginho (RODRIGUES, 1990c, p. 220) nega a seu pai, ao lhe dizer: "Meu pai, eu não irei a teu enterro!".

A morte, na obra de Nelson Rodrigues, não é o fim, mas uma espécie de continuidade, e isso pode se dar de diversas formas. Os mortos permanecem entre os vivos e sua presença se faz sentir, por exemplo, quando Geni (RODRIGUES, 1990c, p. 167) explica a Herculano o motivo de sua atração: "Talvez porque havia uma morta. Uma morta entre nós dois". A morta, no caso, é a falecida mulher de Herculano, mãe de Serginho (RODRIGUES, 1990c, p. 187), que diz: "Vou ao cemitério e converso com o túmulo. Mamãe me ouve! Não responde, mas ouve! E à noite, entra no meu quarto".

O que se busca, aqui, é manter a continuidade entre mortos e vivos, e é a esperança de manter esta continuidade que leva Doroteia a dizer: "Eu não enterraria um filho meu...Um filho nascido de mim... (*doce*) Enterrar, só porque morreu?... (RODRIGUES, 1981f, p. 205). E Das Dores, que havia morrido antes do parto, mas que, por desejo da mãe havia permanecido viva apenas para sentir a náusea, diz para ela, quando descobre ser uma morta: "Em ti... serei, de novo, tua carne e teu sangue... e nascerei do teu ventre..." (RODRIGUES, 1981f, p. 242).

O morto pode permanecer também como um elemento impuro, e Sônia (RODRIGUES, 1981i, p. 206) diz: "Além disso, um defunto contamina tudo com sua morte, tudo, a mesa e a dália". Mas o morto está a salvo da miséria humana. Ele desconhece, afinal, a sua própria condição e, em seu monólogo, é dito a respeito de Sônia: "O defunto nem sabe que morreu!" (RODRIGUES, 1981i, p. 214).

Também é dito a seu respeito: "Seu enterro deve ter sido muito bonito. E ela própria também, porque as mortas são uma simpatia" (RODRIGUES, 1981i, p. 211). E uma personagem (RODRIGUES, 1981h, p. 231) diz: "O morto é sempre boa praça!".

A solidariedade para com o morto é a solidariedade suprema, que salva quem a pratica, mesmo que o condene em vida. E Arandir (RODRIGUES, 1990d, p. 149), após beijar na boca o homem que agonizava, acentua: "Lá, eu fui bom. É lindo! É lindo, eles não entendem. Lindo beijar quem está morrendo!".

O que o personagem ressalta, no caso, é a ânsia de salvação que os personagens de Nelson Rodrigues buscam, mesmo nas condições mais abjetas. E é a ânsia pela pureza que resiste nas condições mais indignas. Assim, uma prostituta que nunca sentiu prazer permanece pura, e Ritinha (RODRIGUES, 1990b, p. 325) diz a Edgard: "Nunca tive prazer com homem nenhum! Você vai ser o primeiro". E Edgar afirma: "Vamos começar sem um tostão. Sem um tostão. E, se for preciso, um dia, você beberá água da sarjeta. Comigo. Nós apanharemos água com as duas mãos. Assim. E beberemos água da sarjeta" (RODRIGUES, 1990b, p. 326). A salvação, no caso, reside na miséria, embora fique clara uma certa ironia e descrença do autor em relação à possibilidade de a felicidade ser obtida nestas condições.

Se não há salvação possível nesta vida, ou se ela apenas pode ser obtida – caso de Arandir – em meio ao sofrimento, em meio à incompreensão geral e à custa da própria vida, onde, então, obtê-la? Herculano (RODRIGUES, 1990c, p. 228) afirma: "Se tirarem do homem a vida eterna, ele cai de quatro, imediatamente!". E é a crença na vida eterna e apenas ela parece sugerir o autor, que pode redimir o ser humano, não importando, no caso, se esta vida existe efetivamente ou não. Apenas a crença nesta vida, afinal, pode salvar o ser humano da corrupção inerente à sua própria sexualidade.

REFERÊNCIAS

ABREU, Jean Luis Neves de. A educação física e moral dos corpos: Francisco de Melo Franco e a medicina luso-brasileira em fins do século XVIII. *Estudos Ibero-Americanos*, v. XXXII, n. 2. Porto Alegre: PUCRS, 2006.

AGUIAR, Marcos Magalhães de. Rapto e sedução de mulheres em Minas colonial. *Territórios & Fronteiras*, v. 2, n. 1. Cuiabá: UFMT, 2001.

ALENCASTRO, Luiz Felipe de. Vida privada e ordem privada no Império. In: ALENCASTRO, Luiz Felipe de (Org.). *História da vida privada no Brasil*, v. 2. São Paulo: Companhia das Letras, 1998.

ALGRANTI, Leila Mezan. *Honradas e devotas: mulheres da Colônia: condição feminina nos conventos e recolhimentos do Sudeste do Brasil*. Rio de Janeiro: José Olympio, 1993.

_____. Os ofícios urbanos e os escravos ao ganho no Rio de Janeiro colonial (1808-1822). In: SZMRECSÁNYI, Tamás (Org.). *História econômica do período colonial*. São Paulo: HUCITEC/FAPESP, 1996.

ALMEIDA, Júlia Lopes de. *O livro das noivas de receitas e conselhos domésticos*. São Paulo: Castorino Mendes Editor, 1929.

ANDRADE, Mário de. *Aspectos da música brasileira*. São Paulo: Martins,1965.

_____. *O turista aprendiz*. São Paulo: Duas Cidades, 1983

ANDREWS, George Reid. *Negros e brancos em São Paulo (1888-1988)*. Bauru: EDUSC, 1998.

ARAÚJO, Emanuel. *O teatro dos vícios: transgressão e transigência na sociedade urbana colonial*. Rio de Janeiro: José Olympio, 1993.

_____. A arte da sedução: sexualidade feminina na Colônia. In: DEL PRIORE, Mary (Org.). *História das mulheres no Brasil*. São Paulo: Contexto/Convívio, 1997.

ARAÚJO, Patrícia Vargas Lopes de. *Folganças populares: festejos de entrudo e carnaval em Minas Gerais no século XIX*. São Paulo/ Belo Horizonte: Annablume: PPGH/UFMG, 2008.

AZEVEDO, Thales de. *Casa de pensão*. São Paulo: Martins, 1954.

_____. *Livro de uma sogra*. São Paulo: Martins, 1959.

_____. *O cortiço*. São Paulo: Ática, 1999.

_____. *O coruja*. Rio de Janeiro: F. Briguiet & Cia., 1940.

_____. *O homem*. Belo Horizonte: Editora UFMG, 2003.

_____. *O mulato*. São Paulo: Ática, 1981.

_____. *Povoamento da cidade de Salvador*. São Paulo: Nacional, 1955.

BAKHTIN, Mikhail. *A cultura popular na Idade Média e no Renascimento*: o contexto de François Rabelais. São Paulo; Brasília: HUCTEC; Editora Universidade de Brasília, 1987.

BARCELLOS, José Carlos. *Identidades problemáticas*: configurações do homoerotismo masculino em narrativas portuguesas e brasileiras (1881-1959). Belo Horizonte: FALE/UFMG, 1998.

_____. Sexualidades quinhentistas, olhares contemporâneos. *Gragoatá, n. 14*. Niterói: UFF, 2003.

BARLAEUS, Gaspar. *História dos feitos recentemente praticados durante oito anos no Brasil*. Recife: Fundação de Cultura Cidade do Recife: 1980.

BARREIRO, José Carlos. *Imaginário e viajantes no Brasil do século XIX*: cultura e cotidiano, tradição e resistência. São Paulo: Editora UNESP, 2002.

BARRETO, Lima. *Correspondência*. São Paulo: Brasiliense, 1956.

BATES, Henry Walter. *O naturalista no Rio Amazonas*. São Paulo: Nacional, 1944.

BELLINI, Lígia. *A coisa obscura*: mulher, sodomia e inquisição no Brasil colonial. São Paulo: Brasiliense, 1987.

BERNAND, Carmen e GRUZINSKI, Serge. *História do Novo Mundo 2*: a mestiçagem. São Paulo: EDUSP, 2006.

BILAC, Olavo. *Vossa insolência*: crônicas (Org. Antônio Dimas). *São Paulo*: Companhia das Letras, 1996.

BOCAGE, Manuel Maria Barbosa Du. *Obras*. Porto: Lello & Irmão, 1968.

BOCAYUVA, Helena. *Erotismo à brasileira*: o excesso sexual na obra de Gilberto Freyre. Rio de Janeiro: Garamond, 2001.

BOUHDIBA, Abdelwahab. *A sexualidade no Islã*. São Paulo: Globo, 2006.

BOTELHO, Ângela Vianna. Prostituição. In: ROMEIRO, Adriana e BOTELHO, Ângela Vianna (Orgs.). *Dicionário histórico das Minas Gerais*: período colonial. Belo Horizonte: Autêntica, 2004.

BRETAS, Marcos Luiz. *Ordem na cidade*: o exercício cotidiano da autoridade policial no Rio de Janeiro: 1907-1930. Rio de Janeiro: Rocco, 1997.

BRITO, Eleonora Zicari Costa de. A crimonologia informa a literatura de Afrânio Peixoto. In: COSTA, Cléria Botêlho da & MAGALHÃES, Nancy Alessio (Orgs.). *Contar história, fazer história*: história, cultura e memória. Brasília: Paralelo 15, 2001.

BURMEISTER, Hermann. *Viagem ao Brasil através das províncias do Rio de Janeiro e Minas Gerais visando especialmente a história natural dos distritos auridiamantíferos*. São Paulo. Martins: 1952.

BURTON, Richard. *Viagem do Rio de Janeiro a Morro Velho*. Belo Horizonte/São Paulo: Itatiaia/EDUSP, 1976.

_____. *Viagem de canoa de Sabará ao Oceano Atlântico*. Belo Horizonte; São Paulo: Itatiaia; EDUSP, 1977.

CAMINHA, Adolfo. *A normalista*. São Paulo: Editora Três, 1973.

_____. *Bom-Crioulo*. São Paulo: Martin Claret, 2002.

CAMPOS, Alzira Lobo de Arruda. Coabitação e tálamo em São Paulo colonial. *Estudos de História*, v. 1. Franca: UNESP, 1994.

CAMPOS, Marize Helena de. Cabarés e navalhadas: o cotidiano das meretrizes em São Luis do Maranhão nas primeiras décadas do século XX. In: SAMARA, Eri de Mesquita (Org.). *Historiografia brasileira em debate*: olhares, recortes e tendências. São Paulo: Humanitas/FFLCH/USP, 2002.

CARNEIRO, Henrique. *Pequena enciclopédia da história das drogas e bebidas*: histórias e curiosidades sobre as mais variadas drogas e bebidas. Rio de Janeiro: Elsevier, 2005.

CARRARA, Sérgio. A luta antivenérea no Brasil e seus modelos. In: PARKER, Richard e BARBOSA, Regina Maria (Orgs.). *Sexualidades brasileiras*. Rio de Janeiro: Relume-Dumará: 1996.

CARRATO, José Ferreira. *As Minas Gerais e os primórdios do Caraça*. São Paulo: Nacional, 1963.

CARPEAUX, Otto Maria. *História da literatura ocidental*. Rio de Janeiro: Alhambra, 1982.

CARVALHO, Joaquim Ramos de. As sexualidades. In: MONTEIRO, Nuno Gonçalo (Coord.). *História da vida privada em Portugal*: a Idade Moderna. Lisboa: Temas & Debates, 2011.

CASCUDO, Luis da Câmara. *Superstições e costumes*. Rio de Janeiro: Antunes, 1958.

_____. *Made in África*. Rio de Janeiro: Civilização Brasileira, 1965.

_____. *Locuções tradicionais do Brasil*: coisas que o povo diz. Belo Horizonte: Itatiaia, 1977.

_____. *Dicionário do folclore brasileiro*. Belo Horizonte: Itatiaia, 1984.

CASTRILLO, Francisco. *El soldado de la Conquista*. Madrid: MAPFRE, 1992.

CAULFIELD, Susan. O nascimento do Mangue: raça, nação e o controle da prostituição no Rio de Janeiro, 1850-1942. *Tempo*, v. 9. Rio de Janeiro: 7 Letras, 2000.

CERCEAU NETTO, Rangel. *Um em casa do outro*. São Paulo; Belo Horizonte: Annablume; PPGH/UFMG, 2008.

CHAGAS, João. *De Bond*: alguns aspectos da civilização brasileira. Lisboa: Livraria Moderna, 1897.

CHAVES NETO, Elias. *Minha vida e as lutas de meu tempo*. São Paulo: Alfa – Omega, 1977.

COARACY, Vivaldo. *Memórias da cidade do Rio de Janeiro*. Rio de Janeiro: José Olympio, 1955.

COSTA, Jurandir Freire. *Ordem médica e norma familiar*. Rio de Janeiro: Graal, 1989.

COWLING, Camillia. Negociando a liberdade: mulheres de cor e a transição para o trabalho livre em Cuba e no Brasil, 1870-1888. In: LIBBY, Douglas Cole e FURTADO, Júnia Ferrreira (Orgs.). *Trabalho livre, trabalho escravo*: Brasil e Europa, séculos XVIII e XIX. São Paulo: Annablume, 2006.

CRULS, Gastão. *Aparência do Rio de Janeiro (Notícia histórica e descritiva da cidade)*. Rio de Janeiro: José Olympio, 1949.

CUNHA, Euclides da. *Os Sertões*: campanha de Canudos. Rio de Janeiro: Francisco Alves, 1984.

D'ABEVILLE, Claude. *História da Missão dos Padres Capuchinhos na Ilha do Maranhão e terras circunvizinhas*. São Paulo: Martins, 1945.

DEBRET, Jean Baptiste. *Viagem pitoresca e histórica ao Brasil*. São Paulo: Martins, 1940.

DEL PRIORE, Mary. "Mulheres de trato ilícito": a prostituição na São Paulo do século XVIII. *Anais do Museu Paulista, t, XXXV*. São Paulo: USP, 1987.

_____. *Ao sul do corpo*: condição feminina, maternidade e mentalidade no Brasil Colônia. Rio de Janeiro: José Olympio, 1995.

_____. Deus ou diabo na terra do açúcar: o senhor-de-engenho na América Portuguesa. In: DEL PRIORE, Mary. (Org.). *Revisão do Paraíso*: os brasileiros e o estado em 500 anos de história. Rio de Janeiro: Campus, 2000a.

_____. Homens e mulheres: o imaginário sobre a esterilidade na América Portuguesa. *História, Ciência, Saúde*: Manguinhos, v. VIII, n. 1. Rio de Janeiro: Fundação Oswaldo Cruz; Casa de Oswaldo Cruz, 2001b.

_____. *Histórias íntimas*: sexualidade e erotismo na história do Brasil. São Paulo: Planeta do Brasil, 2011a.

_____. O corpo vazio: o imaginário sobre a esterilidade entre a Colônia e o Império. In: DEL PRIORE, Mary e MELLO, ADAMANTINO, Márcia (Orgs.). *História do corpo no Brasil*. São Paulo: Editora UNESP, 2011b.

DIAS, Graça Silva. Um intelectual português perante o amor e o casamento nos finais do século XVIII. In: VIEIRA, Yara F. et al. *Actas do Primeiro Congresso da Associação Internacional de Lusitanistas*. Poitiers: Universidade de Poitiers, 1984.

DIAS, Maria Odila da Silva. *Quotidiano e poder em São Paulo no século XIX*. São Paulo: Brasiliense, 1995.

DIMAS, Antonio (Org.). *Olavo Bilac, jornalista*: crônicas. São Paulo: Imprensa/EDUSP/Editora da UNICAMP, 2006.

ENGEL, Magali, O médico, a prostituta e os significados do corpo. In: VAINFAS, Ronaldo (Org.). *História e sexualidade no Brasil*. Rio de Janeiro: Graal, 1986.

_____. *Meretrizes e sedutores*: saber médico e prostituição no Rio de Janeiro (1840-1890). São Paulo: Brasiliense, 1988.

_____. Prostituição. In: VAINFAS, Ronaldo (Org.). *Dicionário do Brasil Imperial*. Rio de Janeiro: Objetiva, 2002.

_____. Sexualidades interditadas: loucura e gênero masculino. *História, Ciência, Saúde – Manguinhos*, v. 15. Suplemento. Rio de Janeiro: Fundação Oswaldo Cruz; Casa de Oswaldo Cruz, 2008.

ESTEVES, Martha de Abreu. *Meninas perdidas*: os populares e o cotidiano no Rio de Janeiro da Belle Époque. Rio de Janeiro: Paz e Terra, 1989.

EXPILLY, Charles. *Mulheres e costumes do Brasil*. São Paulo: Nacional, 1935.

FARIA, Sheila de Castro. A propósito das origens dos enjeitados no período escravista. In: VENÂNCIO, Renato Pinto (Org.). *Uma história social do abandono das crianças: de Portugal ao Brasil*: séculos XVIII-XIX. Belo Horizonte; São Paulo: Editora PUCMINAS; Alamêda, 2010.

FERNANDES, Florestan. *A integração do negro na sociedade de classes*. São Paulo: Ática, 1978.

FERNÁNDEZ, Juan Marchena. *Ejército y milicia en el mundo colonial*. Madrid: MAPFRE, 1992.

FIGUEIREDO, Luciano. *O avesso da memória*: cotidiano e trabalho da mulher em Minas Gerais no século XVIII. Rio de Janeiro; Brasília: José Olympio; Editora Universidade de Brasília, 1993.

_____. *Barrocas famílias*: vida familiar em Minas Gerais no século XVIII. São Paulo: HUCITEC, 1997a.

_____. Mulheres nas Minas Gerais. In: DEL PRIORE, Mary; MELLO, ADAMANTINO, Márcia (Orgs.). *História das mulheres no Brasil*. São Paulo: Editora UNESP; Editora Contexto, 1997b.

FLORES, Maria Bernadete Ramos. A medicalização do sexo ou o amor perfeito. *Revista de Ciências Humanas*, n. 2. Florianópolis: UFSC, 2001.

FONSECA, Cláudia. Ser mulher, mãe e pobre. In: DEL PRIORE, Mary; MELLO, ADAMANTINO, Márcia (Orgs.). *História das mulheres no Brasil*. São Paulo: Editora UNESP; Editora Contexto 1997.

FRANÇA, Jean Marcel Carvalho (Org.). *Visões do Rio de Janeiro colonial*: antologia de textos, 1531-1800. Rio de Janeiro: Editora EDUERJ/J. Olympio. 1999.

FRANCO, Afonso Arinos de Melo. *Um estadista da República (Afrânio de Melo Franco e seu tempo)*. Rio de Janeiro: José Olympio, 1955.

FRENCH, William E. Prostitutes and guardian angels: women, work, and the family in porfiriam Mexico. *The Hispanic American Historical Review, v. 72, n. 4*. Durham: Duke University Press, 1992.

FREYRE, Gilberto. *Problemas brasileiros de antropologia*. Rio de Janeiro: José Olympio, 1959a.

_____. *Ordem e progresso*. Rio de Janeiro: José Olympio, 1959b.

_____. *Vida social no Brasil nos meados do século XIX*. Recife: Instituto Joaquim Nabuco de Pesquisas Sociais; MEC, 1964.

_____. *Região e tradição*. Rio de Janeiro: José Olympio, 1968.

_____. *Dona Sinhá e o filho padre*. Rio de Janeiro: José Olympio; INL, 1971.

_____. *Sobrados e mucambos*: decadência do patriarcado rural e desenvolvimento do urbano. Rio de Janeiro: José Olympio, 1977.

_____. *Casa-grande & senzala*: formação da família brasileira sob o regime patriarcal. Rio de Janeiro: José Olympio, 1984.

_____. *Ferro e civilização no Brasil*. Rio de Janeiro; Recife: Record; Fundação Gilberto Freyre, 1988.

_____. *Modos de homem e modos de mulher*. São Paulo: Global, 2009.

FREYRESS, G. W. *Viagem ao interior do Brasil*. Belo Horizonte; São Paulo: Itatiaia; EDUSP, 1982.

FURTADO, João Pinto. *O manto de Penélope*: história, mito e memória da Inconfidência Mineira de 1788-9. São Paulo: Companhia das Letras, 2002a.

_____. Saberes e valores culturais entre estamentos e classes: letras e práticas "mestiças" do Setecentos mineiro. In: PAIVA, Eduardo França & ANASTASIA, Carla Maria Junho (Orgs.). *O trabalho mestiço*: maneiras de pensar e formas de viver – séculos XVI a XIX. São Paulo: Annablume, PPGH/UFMG, 2002.

FURTADO, Júnia Ferreira. *Chica da Silva e o contratador de diamantes*: o outro lado do mito. São Paulo: Companhia das Letras, 2003.

GREENLEE, William Brooks (Introdução e notas). *A viagem de Pedro Álvares Cabral ao Brasil e à Índia pelos documentos e relações coevas*. Porto: Civilização, s.d.

GRUN, Roberto. Construindo um lugar ao sol: os judeus no Brasil. In: FAUSTO, Boris (Org.). *Fazer a América*. São Paulo: EDUSP, 1999.

HANSEN, João Adolfo. *A sátira e o engenho*: Gregório de Matos e a Bahia do século XVII. São Paulo: Companhia das Letras, 1989.

HERMANN, Jacqueline. Diogo Botelho. In: VAINFAS, Ronaldo (Org.). *Dicionário do Brasil colonial*. Rio de Janeiro: Objetiva, 2002.

HOLLOWAY, Thomas H. *Polícia no Rio de Janeiro*: resistência e repressão numa cidade do século XIX. Rio de Janeiro: Editora da FGV, 1997.

KIDDER, D.P.& FLETCHER, J.C. *O Brasil e os brasileiros*. São Paulo: Nacional, 1941.

KOSERITZ, Carl Von. *Imagens do Brasil*. São Paulo: Martins; EDUSP, 1972.

KOTHE, Flávio. *O cânone colonial: ensaio*. Brasília: Editora Universidade de Brasília, 1997.

LAPA, José Roberto do Amaral. Apresentação. In: *Livro da visitação do Santo Ofício da Inquisição ao Estado do Grão-Pará (1763-1769)*. Petrópolis: Vozes, 1978.

LARA, Silvia Hunold (Org.). *Ordenações filipinas*. Livro V. São Paulo: Companhia das Letras, 1999.

LAZZARI, Alexandre. *Coisas para o povo não fazer*: carnaval em Porto Alegre (1870-1915). Campinas; São Paulo: Editora da Unicamp; Cecult, 2001.

LEITE, Serafim. *História da Companhia de Jesus no Brasil*. Rio de Janeiro/Lisboa: INL/Portugália, 1938.

LEVINE, Robert M. *Pai dos pobres? O Brasil e a era Vargas*. São Paulo: Companhia das Letras, 2001.

LIMA, Lana Lage da Gama. Confissão e sexualidade. In: PARKER, Richard e BARBOSA, Regina Maria (Orgs.). *Sexualidades brasileiras*. Rio de Janeiro: Relume-Dumará: 1996.

LINK, Heinrich Friedrick. *Notas de uma viagem a Portugal e através da França e Espanha*. Lisboa: Biblioteca Nacional, 2005.

LOBATO, Monteiro. *A barca de Gleyre*. São Paulo: Brasiliense, 1951.

LOPES, Eliane Cristina. *O revelar do pecado*: os filhos ilegítimos na São Paulo do século XVIII. São Paulo: Annablume; FAPESP, 1998.

MACHADO, Paulo Pinheiro. *Lideranças do Contestado*: a formação e a atuação das chefias caboclas (1912-1916). Campinas: Editora da UNICAMP, 2004.

MACHADO, Ubiratan. *A vida literária no Brasil durante o Romantismo*. Rio de Janeiro: EDUERJ, 2001.

MALARD, Letícia. *Literatura e dissidência política*. Belo Horizonte: Editora UFMG, 2006.

MARINS, Paulo César Garcez. *Através da rótula*: sociedade e arquitetura no Brasil, séculos XVII a XX. São Paulo: Humanitas/FFLCH/USP, 2001.

MARQUES, Rita de Cássia. *A imagem social do médico de senhoras do século XX*. Belo Horizonte: Coopmed, 2005.

MARTINS, Ana Paula Vosne. Corpos mutantes: o debate médico-científico sobre a menstruação no século XIX e início do século XX. *Pós-História*, v. 10. Assis: UNESP, 2002.

MARTINS, Wilson. *História da inteligência brasileira*. São Paulo: T. A. Queiroz, Editor, 1996.

MATOS, Gregório de. *Obra poética*. Rio de Janeiro: Record, 1990.

MATOS, Maria Izilda Santos de. Por uma história das sensibilidades: em foco – a masculinidade. *História: questões & Debates*, n. 34. Curitiba: Editora UFPR, 2001.

MATOS, Raimundo José da Cunha. *Itinerário do Rio de Janeiro ao Pará e Maranhão pelas províncias de Minas Gerais e Goiás*. Belo Horizonte: Instituto Cultural Amílcar Martins, 2004.

MATTOSO, Kátia M. de Queirós. *Bahia: a cidade do Salvador e seu mercado no século XIX*. São Paulo; Salvador: HUCITEC/Secretaria Municipal de Educação e Cultura, 1978.

_____. *Família e sociedade na Bahia do século XIX*. São Paulo: Corrupio, 1988.

MAXWELL, Kenneth R. *A devassa da devassa*: a Inconfidência Mineira, Brasil-Portugal, 1750-1808. Rio de Janeiro: Paz e Terra, 1985.

MAY, William Henry. *Diário de uma viagem da baía de Botafogo à cidade de São Paulo (1810)*. Rio de Janeiro: José Olympio, 2006.

MELLO, José Antonio Gonçalves de. *Tempo dos flamengos*: influência da ocupação holandesa na vida e na cultura do Norte do Brasil. Recife: Fundação Joaquim Nabuco/Editora Massangana, 1987.

MENESES, Lená Medeiros de. Desordeiros e contestadores italianos na cidade do Rio de Janeiro (1907/1930). In: DE BONI, Luis Alberto (Org.). *A presença italiana no Brasil*. Porto Alegre/Torino: Escola Superior de Teologia/Fondazione Giovanni Agnelli, 1990.

_____. *Os indesejáveis da modernidade. Protesto, crime e expulsão na Capital Federal (1890-1930)*. Rio de Janeiro: EDUERJ, 1996.

MONTEIRO, Duglas Teixeira. Um confronto entre Juazeiro, Canudos e Contestado. In: HOLANDA, Sérgio Buarque de. *História geral da civilização brasileira*, t. III, v. II. São Paulo: DIFEL, 1977.

MORSE, Richard M. *Formação histórica de São Paulo*. São Paulo: DIFEL, 1970.

MOTT, Luis. Relações raciais entre homossexuais no Brasil Colônia. *Revista Brasileira de História*, n. 10. São Paulo: ANPUH; Marco Zero, 1985.

_____. Escravidão e homossexualidade. In: VAINFAS, Ronaldo (Org.). *História e sexualidade no Brasil*. Rio de Janeiro: Graal, 1986.

_____. *O sexo proibido*: virgens, *gays* e escravos nas garras da Inquisição. São Paulo: Papirus, 1988.

_____. Modelos de santidade para um clero devasso: a propósito das pinturas do Cabido de Mariana, 1760. *Revista do Departamento de História*, v. 9. Belo Horizonte: UFMG, 1989.

_____. A Inquisição no Maranhão. *Revista Brasileira de História*, n. 28. São Paulo: ANPUH; Marco Zero, 1994.

_____. Os filhos da dissidência: o pecado de sodomia e sua nefanda matéria. *Tempo*, v. 11. Rio de Janeiro: 7 Letras, 2001.

_____. In vino veritas: vinho e aguardente no cotidiano dos sodomitas luso-brasileiros à época da Inquisição. In: VENÂNCIO, Renato Pinto e CARNEIRO, Henrique (Orgs.). *Álcool e drogas na história do Brasil*. São Paulo/Belo Horizonte: Alamêda/Editora PUCMINAS, 2005.

_____. A Índia nos processos de sodomia da Inquisição portuguesa: 1550-1750. In: VAINFAS, Ronaldo & MONTEIRO, Rodrigo Bentes (Orgs.). *Império de várias faces*: relações de poder no mundo ibérico da Época Moderna. São Paulo: Alameda, 2009.

MOUTINHO, Laura. *Razão, "cor" e desejo*: uma análise comparativa sobre relacionamentos afetivos sexuais "inter-raciais" no Brasil e na África do Sul. São Paulo: Editora UNESP, 2004.

NASCIMENTO, Álvaro Pereira do. *A ressaca da marujada*: recrutamento e disciplina na Armada Imperial. Rio de Janeiro: Arquivo Imperial, 2001.

_____. *Cidadania, cor e disciplina na Revolta dos Marinheiros de 1910*. Rio de Janeiro: Mauad X/FAPERJ, 2006.

NEIVA, Artur; PENA, Belisário. *Viagem científica pelo norte da Bahia, sudoeste de Pernambuco, sul do Piauí e de norte a sul de Goiás*. Brasília: Senado Federal, 1999.

NÓBREGA, Manuel da. *Cartas do Brasil (1549-1560)*. Rio de Janeiro: Officina Industrial Graphica, 1931.

OLAECHEA, Juan Bautista. *El mestizaje como gesta*. Madrid: MAPFRE, 1992.

OLIMPIO, Domingos. *Luzia-Homem*. São Paulo: Ática, 1976.

OLIVEIRA, Artur de. *A Rua do Ouvidor (monographia fluminense)*. Rio de Janeiro: E. Dupont, 1873.

OLIVEIRA, Cláudia de. A iconografia do moderno: a representação da vida urbana. In: OLIVEIRA, Cláudia de; VELLOSO, Monica Pimenta, LINS, Vera (Orgs.). *O moderno em revista*: representações do Rio de Janeiro de 1850 a 1930. Rio de Janeiro: Garamond, 2010.

OMEGNA, Nelson. *A cidade colonial*. Brasília: EBRASA/INL, 1971.

OTONI, Teófilo. *Notícia sobre os selvagens do Mucuri*. Belo Horizonte: Editora UFMG, 2002.

PEREIRA, Magnus Roberto de Mello; CRUZ, Ana Lúcia Rocha Barbalho da. Mancebias e judiarias – espaços de segregação na cidade portuguesa (séculos XIV a XVII). *Territórios & Fronteiras*, v. 5, n. 1. Cuiabá: UFMT, 2004.

PEREIRA, Nuno Marques. *Compêndio narrativo do Peregrino da América*. Rio de Janeiro: Academia Brasileira de Letras, 1939.

PRADO, J. F. de Almeida. *Pernambuco e as Capitanias do Norte do Brasil (1530-1630)*. São Paulo: Nacional, 1942.

_____. *A Bahia e as e as Capitanias do Centro do Brasil*. São Paulo: Nacional, 1945.

_____. *O Brasil e o colonialismo europeu*. São Paulo: Nacional, 1956.

QUEIROZ, Maria Isaura Pereira de. Viajantes, século XIX: negras escravas e livres no Rio de Janeiro. *Revista do Instituto de Estudos Brasileiros*, n. 28. São Paulo: USP, 1988.

QUINTAS, Fátima. *Sexo à moda patriarcal*: o feminino e o masculino na obra de Gilberto Freyre. São Paulo: Global, 2008.

RABELAIS, François. *Gargântua e Pantagruel*. Belo Horizonte: Villa Rica, 1991.

RAGO, Margareth. O prazer no casamento. *Ideias*, ano 2, n. 2. Campinas: UNICAMP, 1995.

_____. Prostituição e mundo boêmio em São Paulo (1890-1940). In: PARKER, Richard; BARBOSA, Regina Maria (Orgs.). *Sexualidades brasileiras*. Rio de Janeiro: Relume-Dumará: 1996.

RAGO, Margareth. Trabalho feminino e sexualidade. In: DEL PRIORE, Mary; MELLO, ADAMANTINO, Márcia (Orgs.). *História das mulheres no Brasil*. São Paulo: Editora UNESP; Editora Contexto, 1997.

_____. *Os prazeres da noite*: prostituição e códigos da sexualidade feminina em São Paulo (1890-1930). Rio de Janeiro: Paz e Terra, 2008.

RAMOS, Donald. A "voz popular" e a cultura popular no Brasil do século XVIII. In: SILVA, Maria Beatriz Nizza da (Org.). *Cultura portuguesa na Terra de Santa Cruz*. Lisboa: Estampa, 1995.

_____. A luta pela alma: conflito espiritual nas Minas do século XVIII. *Oficina do Inconfidência*, n. 1. Ouro Preto: Museu da Inconfidência, 2001.

RANGEL Alberto. *No rolar do tempo*. São Paulo: José Olympio, 1937.

REIS, João José. *A morte é uma festa*: ritos fúnebres e revolta popular no Brasil do século XIX. São Paulo: Companhia das Letras, 1991.

RIBEIRO, Arilda Inês Miranda. Mulheres educadas na Colônia. In: LOPES, Eliane Marta Teixeira Lopes et al. (Orgs) *500 anos de educação no Brasil*. Belo Horizonte: Autêntica, 2000.

RIBEIRO, Júlio. *A carne*. São Paulo: Ática, 1998.

RIO, João do. *A alma encantadora das ruas*. São Paulo: Companhia das Letras, 1997.

RIOS FILHO, Adolfo Morales de Los. *O Rio de Janeiro Imperial*. Rio de Janeiro: Topbooks/UniverCidade, 2000

RISÉRIO, Antonio. *Uma história da cidade da Bahia*. Rio de Janeiro: Versal, 2004.

RODRIGUES, José Honório; RIBEIRO, Joaquim. *Civilização holandesa no Brasil*. São Paulo: Nacional, 1940.

RODRIGUES, Nelson. *Álbum de família*. Rio de Janeiro; Brasília: Nova Fronteira; INL, 1981a.

_____. *Anjo negro*. Rio de Janeiro; Brasília: Nova Fronteira; INL, 1981b.

_____. *Senhora dos afogados*. Rio de Janeiro; Brasília: Nova Fronteira; INL, 1981c.

_____. *Anti-Nelson Rodrigues*. Rio de Janeiro; Brasília: Nova Fronteira; INL, 1981d.

_____. *Viúva, porém honesta*. Rio de Janeiro; Brasília: Nova Fronteira; INL, 1981e.

_____. *Doroteia*. Rio de Janeiro; Brasília: Nova Fronteira; INL, 1981f.

_____. *A mulher sem pecado*. Rio de Janeiro; Brasília: Nova Fronteira; INL, 198g.

_____. *Vestido de noiva*. Rio de Janeiro; Brasília: Nova Fronteira; INL, 1981h.

_____. *Valsa n. 6*. Rio de Janeiro; Brasília: Nova Fronteira; INL, 1981i.

_____. *Perdoa-me por me traíres*. Rio de Janeiro; Brasília: Nova Fronteira; INL, 1985a.

_____. *A falecida*. Rio de Janeiro; Brasília: Nova Fronteira; INL, 1985b.

_____. *Os sete gatinhos*. Rio de Janeiro; Brasília: Nova Fronteira; INL, 1985c.

_____. *Boca de ouro*. Rio de Janeiro; Brasília: Nova Fronteira; INL, 1985d.

_____. *A serpente*. Rio de Janeiro; Brasília: Nova Fronteira; INL, 1990a.

_____. *Otto Lara Resende ou Bonitinha mas ordinária*. Rio de Janeiro; Brasília: Nova Fronteira; INL, 1990b.

_____. *Toda nudez será castigada*. Rio de Janeiro; Brasília: Nova Fronteira; INL, 1990c.

_____. *Beijo no asfalto*. Rio de Janeiro; Brasília: Nova Fronteira; INL, 1990d.

ROMEIRO, Adriana. Delitos da carne. In: ROMEIRO, Adriana; BOTELHO, Ângela Vianna (Orgs.). *Dicionário histórico das Minas Gerais: período colonial*. Belo Horizonte: Autêntica, 2004.

SÁEZ, Oscar Calavia. *Fantasmas falados*: mitos e mortos no campo religioso brasileiro. Campinas: Editora UNICAMP, 1996.

SAINT-HILLAIRE, Auguste de. *Viagem pelo Distrito dos Diamantes e litoral do Brasil*. Belo Horizonte/São Paulo: Itatiaia/EDUSP, 1974.

_____. *Viagem à província de São Paulo*. Belo Horizonte; São Paulo: Itatiaia; EDUSP, 1976.

SANT'ANNA, Denise Bernuzzi de. Higiene e higienismo entre o Império e a República. In: DEL PRIORE, Mary; ADAMANTINO, Márcia (Orgs.). *História do corpo no Brasil*. São Paulo: Editora UNESP, 2011.

SCHWARCZ, Lilia Moritz. O olhar naturalista: entre a ruptura e a tradição. *Revista de Antropologia*, v. 35. São Paulo: USP, 1992.

SCWHARTZ, Stuart B. *Sugar plantations in the formation of brazilian society*. Bahia, 1550-1835. Cambridge: Cambridge University Press, 1985.

_____. *Da América Portuguesa ao Brasil*: estudos históricos. São Paulo: DIFEL, 2003.

SILVA, Cândido da Costa e. *Roteiro da vida e da morte*: um estudo do catolicismo no sertão da Bahia. São Paulo: Ática, 1982.

SILVA, Maria Beatriz Nizza da. *Sistema de casamento no Brasil colonial*. São Paulo: T. A. Queiroz/EDUSP, 1984.

_____. Sociedade, instituições e cultura. In: JOHNSON, Harold; SILVA, Maria Beatriz Nizza da (Orgs.). *Nova história da expansão portuguesa*: o Império Luso-Brasileiro (1500-1620), v. VI. Lisboa: Editorial Estampa, 1992.

_____. Mulheres brancas no fim do período colonial. *Cadernos Pagú, n. 4*. Campinas: UNICAMP, 1995.

_____. *História da família no Brasil colonial*. Rio de Janeiro: Nova Fronteira, 1998.

SILVA, Leonardo Dantas. Sociedade e vida privada no Brasil holandês. In: TOSTES, Vera Lúcia Bottrel; BENCHETRIT, Sarah Fassa; MAGALHÃES, Aline Montenegro (Orgs.). *A presença holandesa no Brasil*: livro do seminário internacional. Rio de Janeiro: Museu Histórico Nacional, 2004.

SILVEIRA, Marco Antônio. *O universo do indistinto*: Estado e sociedade nas Minas setecentistas (1735-1808). São Paulo: HUCITEC, 1997.

SOARES, Luiz Carlos. Da necessidade do bordel higienizado: tentativas de controle da prostituição carioca no século XIX. In:

VAINFAS, Ronaldo (Org.). *História e sexualidade no Brasil*. Rio de Janeiro: Graal, 1986.

SOUZA, Laura de Mello e. Feitiçaria. In: SILVA, Maria Beatriz Nizza da (Org.). *Dicionário da história da colonização portuguesa no Brasil*. São Paulo: Verbo, 1994a.

_____. *Opulência e miséria das Minas Gerais*. São Paulo: Brasiliense, 1994b.

_____. (Org.). *Discurso histórico e político sobre a sublevação que nas Minas houve no ano de 1720*. Belo Horizonte: Fundação João Pinheiro, Centro de Estudos Históricos e Culturais, 1994c.

_____. *Norma e conflito*: aspectos da História de Minas no século XVIII. Belo Horizonte: Editora UFMG, 1999.

SPIX, J. B. von; MARTIUS, C. F. P. von. *Viagem pelo Brasil*. Rio de Janeiro: Imprensa Nacional, 1938.

STEARNS, Peter N. *História da sexualidade*. São Paulo: Contexto, 2010.

SWEET, James H. *Recriar África*: cultura, parentesco e religião no mundo afro-português. Lisboa: Edições 70, 2007.

TACHOT, Louis Bénat. Du passage a l'impasse: commentaires sur l'oeuvre historiographique de Gonzalo Férnandez de Oviedo. In: LOUREIRO, Rui Manuel; GRUZINSKI, Serge (Coords.). *Passar as fronteiras*: actas do II colóquio internacional sobre mediadores culturais: séculos XV a XVIII. Lagos: Centro de Estudos Gil Eanes, 1999.

TÁCITO, Hilário. *Madame Pommery*. Campinas; Rio de Janeiro: Editora da UNICAMP; Fundação Casa de Rui Barbosa, 1997.

TAUNAY, Affonso de E. *Rio de Janeiro de antanho (impressões de viajantes estrangeiros)*. São Paulo: Nacional, 1942.

THEVET, Fr. André. *Singularidades da França Antárctica*. São Paulo: Nacional, 1944.

TRAVASSOS, Elizabeth. *Os mandarins milagrosos*: arte e etnografia em Mário de Andrade e Béla Bartók. Rio de Janeiro: Funarte; Jorge Zahar Editor, 1997.

WATJEN, Hermann. *O domínio colonial holandês no Brasil*. São Paulo: Nacional, 1938.

WILLEMS, Emilio. *A aculturação dos alemães no Brasil*. São Paulo: Nacional, 1946.

_____. *Cunha: tradição e transição em uma cultura rural do Brasil.* São Paulo: Rotschild Loureiro, 1948.

WOORTMANN, Klaas *A família das mulheres.* Rio de Janeiro: Tempo Brasileiro, 1987.

VAINFAS, Ronaldo. *A heresia dos índios:* catolicismo e rebeldia no Brasil Colonial. São Paulo: Companhia das Letras, 1995.

_____. A teia da intriga: delação e moralidade na sociedade colonial. In: _____ (Org.). *História e sexualidade no Brasil.* Rio de Janeiro: Graal, 1986.

_____ (Org.). *Confissões da Bahia*: Santo Ofício da Inquisição da Bahia. São Paulo: Companhia das Letras, 1997b.

_____. Filipa de Sousa. In: VAINFAS, Ronaldo (Org.). *Dicionário do Brasil Colonial.* Rio de Janeiro: Objetiva, 2000c.

_____. Homoerotismo feminino no Santo Ofício. In: DEL PRIORE, Mary; ADAMANTINO, Márcia (Orgs.). *História das mulheres no Brasil.* São Paulo: Editora UNESP; Editora Contexto, 2000b.

_____. Mal gálico. In: VAINFAS, Ronaldo (Org.). *Dicionário do Brasil Colonial.* Rio de Janeiro: Objetiva, 2000a.

_____. Moralidades brasílicas. In: SOUZA, Laura de Mello e (Org.). *História da vida privada no Brasil,* v. 1. São Paulo: Companhia das Letras, 1997c.

_____. Sodomia, mulheres e Inquisição: notas sobre sexualidade e homossexualismo feminino no Brasil Colonial. *Anais do Museu Paulista,* t, XXXV. São Paulo: USP, 1987.

_____. *Trópico dos pecados*: moral, sexualidade e inquisição no Brasil. Rio de Janeiro: Nova Fronteira, 1997a.

VALLADARES, Clarival do Prado. A iconologia africana no Brasil. *Revista Brasileira de Cultura,* v. 1. Rio de Janeiro: Conselho Federal de Cultura, 1969.

VENDRAME, Calisto. *A escravidão na Bíblia.* São Paulo: Ática, 1981.

VICENTE, Gil. *Obras completas.* Lisboa, Livraria Sá da Costa, Editora, 1951.

VIEIRA, Padre Antonio. *Sermões.* Porto: Lello & Irmão, 1951.

VILLALTA, Luiz Carlos. Libertinagens e livros libertinos no mundo luso--brasileiro (1740-1802). In: ALGRANTI, Leila Mezan; MEGIANI, Ana Paula (Orgs.). *O Império por escrito*: formas de transmissão da cultura letrada no mundo ibérico, séculos XVI-XIX. São Paulo: Alameda, 2009.